二孩儿孕养手册

会"孕"还要会"养"

兰 兰/编著

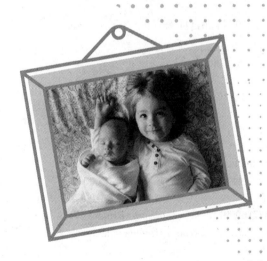

清华大学出版社
北京

内 容 简 介

家有大宝的妈妈们如果有生二胎的打算，那么现在就要开始未雨绸缪了，生二胎的路上可谓障碍重重，千万不能因为有了一次生育经验就疏忽大意了。妈妈们生二胎需要面对生理、心理、家庭、职场等方面的挑战。如何能从容顺利地迈入二胎时代，如何做好二胎备孕……打开本书便能找到答案。

本书通过"二胎备孕大作战""第二次奇幻的十月孕程""产后恢复训练营""与熊爸爸、熊大宝一起成长""辣妈的职场圣经"五个章节，以"漫画＋情景剧场＋辣妈课堂"的独特讲述手法，为读者展示一套完整的二胎辣妈养成课程。

图书在版编目（CIP）数据

二孩儿孕养手册：会"孕"还要会"养"/ 兰兰编著 . —北京：清华大学出版社，2019

ISBN 978-7-302-53099-2

Ⅰ . ①二…　Ⅱ . ①兰…　Ⅲ . ①妊娠期－妇幼保健－手册　②婴幼儿－哺育－手册

Ⅳ . ① R715.3-62　② TS976.31-62

中国版本图书馆 CIP 数据核字（2019）第 101111 号

责任编辑：杜春杰
封面设计：刘　超
版式设计：魏　远
责任校对：马子杰
责任印制：丛怀宇

出版发行：清华大学出版社
　　　　　网　　　址：http://www.tup.com.cn，http://www.wqbook.com
　　　　　地　　　址：北京清华大学学研大厦 A 座　　邮　　编：100084
　　　　　社 总 机：010-62770175　　　　　邮　　购：010-62786544
　　　　　投稿与读者服务：010-62776969，c-service@tup.tsinghua.edu.cn
　　　　　质量反馈：010-62772015，zhiliang@tup.tsinghua.edu.cn
印　刷　者：三河市国英印务有限公司
经　　销：全国新华书店
开　　本：170mm×230mm　　　印　　张：16.25　　　字　　数：182 千字
版　　次：2019 年 7 月第 1 版　　　印　　次：2019 年 7 月第 1 次印刷
定　　价：49.80 元

产品编号：077700-01

$\mathcal{P}reface$ 前言

　　国家政策已经允许一对夫妻生育两个小孩，不少家庭纷纷加入了二胎生育阵营。有迫于家庭压力而不得不生的，有为了挽回夫妻感情而强生的，有为给孩子添个伴儿而生的，也有"佛系"父母随缘而生的。

　　天涯、知乎、百度贴吧都有关于"跟风生了二胎的父母，后不后悔"的帖子。跟帖的那些父母，几乎无一例外在"吐槽"自己生了二胎后过得如何水深火热：生活质量急剧下降、家庭关系令人焦头烂额、两个孩子的教育问题层出不穷……

　　孩子不是物品，一旦拥有就绝没有退货的可能。身为父母，怎能让孩子为你们的盲目跟风埋单？

　　二胎会"孕"，还要会"养"。面对生理、心理、家庭、职场等多方面的挑战，二胎妈妈如何能从容顺利地迈入二胎时代？这是众多二胎妈妈急需了解的。

　　本书通过"二胎备孕大作战""第二次奇幻的十月孕程""产后恢复

训练营""与熊爸爸、熊大宝一起成长""辣妈的职场圣经"五个章节，以"漫画＋情景剧场＋辣妈课堂"的独特讲述手法，为读者展示一套完整的二胎辣妈养成课程。本书不仅将二胎妈妈第二次十月怀胎的过程和心路历程毫无保留地、详尽地记录下来，更重要的是为二胎妈妈们打开了一扇能把家庭和事业完美结合起来的方便之门。

希望本书能帮助二胎父母们度过角色转变的艰难时期，帮助二胎家庭应对二宝出生前后的各种问题，轻轻松松做到会"孕"，更会"养"。

这本书能顺利和各位读者见面，我首先要感谢清华大学出版社给予支持。此外，本书在编著的过程中，还得到了刘盈盈、王瑞卿、鲜海波、张伟、袁自强、张巍奇、鄂颖琳、田凤仪、高云、顾正娟、田京平、丁贵涛、雷春铭、陈光、杨宇、徐立等众位好友的帮助，在此一并致谢。

作　者

2018 年 8 月 28 日于北京师范大学

Contents 目录

V

第一章

二胎备孕大作战

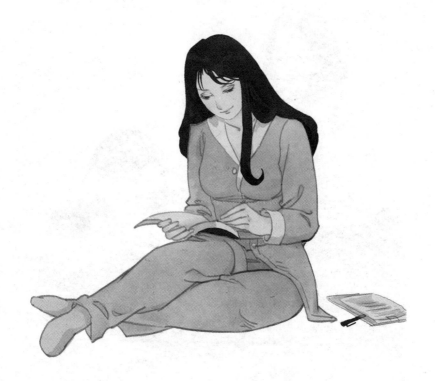

高龄妈妈的二胎迷思

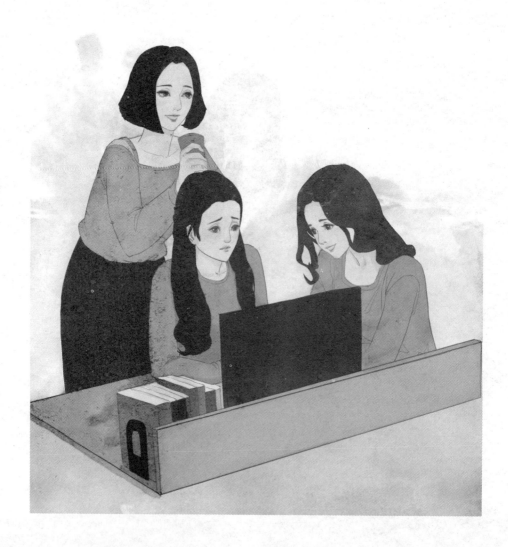

朋友圈又一位闺密发出了"二胎顺产"的喜讯，丽姿怔怔地看着手机屏幕，深深地叹了口气："好美慕啊，我什么时候也能给我家大宝添个妹妹呢？"

"动了生二胎的念头啦？"办公室的陈姐轻轻地拍了拍丽姿的肩头问道。

丽姿不好意思地点点头，又摇摇头，说："想倒是想啊，但是二胎不是想怀就能怀上啊，我今年 37 岁啦，算是高龄产妇了，唉……"

"37 岁怎么了？我邻居都 42 岁了，前些日子刚顺利生下一个健康的大胖小子。"陈姐安慰丽姿道。

"听你这么一说，我的信心值又增加了一些。"丽姿笑着应道。

"瞧你们说得这么热闹，我也来插一句啊，高龄产妇不是那么好当的，咱们都有一个宝贝了，何必再去挑战生理极限拼二胎呢？丽姿，不是我给你泼冷水呀，我的一个姐们儿就是高龄产妇，怀二胎那叫一个辛苦啊，各种苦，苦不堪言！"办公室里的小林忍不住也加入了这个二胎话题的讨论，"高龄产妇需要面对的首要问题就是自己日渐衰老的身体，还有心理负担，更何况怀了二胎，还得正常上班，照样干家务、接孩子，这样的挑战有几个人能承受？"

小林的这番话何止是一盆冷水啊，简直就是倾盆大雨，丽姿皱着眉，苦着脸，摆摆手说道："罢了，罢了，这个二胎梦我是不敢做了，咱就是一个普通人，不是女超人。谢谢你啊，小林，一语惊醒梦中人。"

小林双手一摊，耸耸肩说道："咱俩共勉吧，共同打消怀二胎的念头。"

瞧着丽姿心灰意冷的模样，陈姐忍不住安慰道："别听小林的，她夸大其词了，生二胎哪有那么可怕？在我看来，二胎和一胎都一样，咱们女人还怕十月怀胎不成？"

陈姐的话似乎并没有起到丝毫安慰的作用，丽姿还是一个劲儿地叹气。

"我的姐啊，一胎和二胎完全是两个概念，你生一胎的时候正是青春好年华，体力充沛，卵巢、子宫都是健康而充满活力的，但现在的身体状况能和那会儿相比吗？反正我是没有怀二胎的勇气。"小林说道。

"是啊……"陈姐无奈地点点头，因为小林的话实在是无法反驳。

办公室里关于二胎的话题在一片愁云惨雾的讨论中宣告结束。不过，高龄产妇怀二胎真有小林说的那般可怕吗？

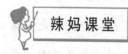

辣妈课堂

女性的卵巢、输卵管、子宫、宫颈等生殖脏器会随着年龄的增长而衰老，一刻也没有延缓，就像暴露在空气中的机器一样，随着使用频次的增加和时间的推移而磨损、生锈或坏掉。而一些不良的生活方式（抽烟、喝酒、熬夜、过度减肥等），一些有害因素（药物、辐射、有害气体、污染、手术损伤等）以及一些有害行为（过多人工流产）

还会加速它们的衰老，尤以卵巢的衰老更甚。

如果仅从优生优育的角度来讲，高龄产子并不被提倡。女性错过最佳的生育年龄后，卵子的质量会下降，自然生育的机会有所减少，而且母亲与宝宝身体出现问题的可能性也会变大。

因此高龄妈妈们在要二胎之前，一定要对以下几个问题深思熟虑后再做出决定。

（1）孕育畸形胎儿的发生率增高很多。

35 岁以上的高龄产妇所孕育的孩子发生先天性异常的概率要比其他的年轻产妇高出很多。比如先天愚型患儿，又称唐氏综合征患儿。产妇孕育出这种患儿的概率是随着其年纪的增长而逐渐上升的。

高龄妈妈生育的宝宝有 1/350 ～ 1/250 的概率患上唐氏综合征，针对这一病症，建议孕妈在怀孕第 9 ～ 11 周时接受一期唐氏综合征筛查，在第 15 ～ 20 周时接受二期唐氏综合征筛查，以计算出胎儿患唐氏综合征的概率。

（2）每一位高龄产妇都容易发生流产，且保胎造成先天畸形的风险增加。

有资料显示，30 岁的女性在每个排卵周期里，有 15% 的受孕机会。在尝试怀孕的那一年时间里，受孕成功的机会为 75%。而在 30 岁之后的 10 年，女性的生育能力是明显下降的。而在受孕能力下降的同时，流产的概率却一直在随着年龄的增长而逐步增长。

（3）高龄孕妈的身体状况相对较差。

孕妈的年纪越大，发生妊娠高血压、妊娠糖尿病等疾病的概率就越大。这些并发症，不仅对孕妈的健康造成伤害，而且对胎儿也很不利。女性在 35 岁之后，子宫的收缩力和阴道的伸张力较差，可能会导致分娩困难，甚至造成难产和大出血。另外，还有一些妈妈头胎就是剖宫产，因此子宫上本就有一个很大的疤痕，若是再要二胎，出现不好状况的可能性就会增大。

虽然这些问题并不是百分之百地会出现，但是却是潜在的问题，一旦发生，就会比较危险。因此，如果你是高龄女性，又十分想要二胎，那我建议你先将这些问题考虑清楚，确定自己能够承担可能产生的一切后果时，再要二胎也不迟。

生二胎要趁早

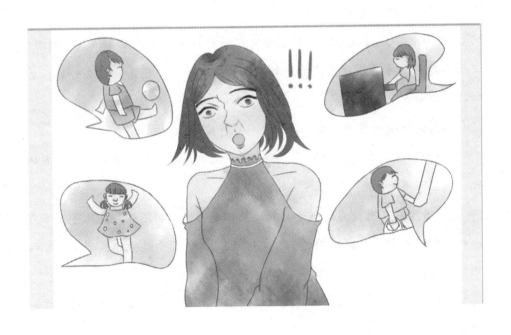

情景
剧场

琳达实在没想到自己盼了许久的同学聚会居然变成了育儿经验交流会。天哪！难道这些女人每天都泡在柴米油盐里面还不腻吗？尽管琳达不喜欢这样的聚会议题，但她也不能呆坐一旁不作声吧！于是，她硬着头皮加入了"交流会"的讨论中。

"姐妹们，政策下来了，现在都可以好好计划一下二胎了，别磨蹭啦，二胎要趁早，再磨蹭就是高龄产妇啦！"老班长果然还是和过去一样，总能把话说到点子上。

二胎的话题一展开，大家伙儿立马各抒己见：

"想生二胎还真得早计划了，如今年纪大了，身体状况可不能和过去相比，这宝宝不是说想怀就能怀上的。"

"趁着现在还有精力带孩子，就赶紧怀二胎吧，要不然再过几年，体力和精力都跟不上了。我姐38岁了，刚怀上二胎，那个吃力啊，不是三言两语能够描述的，总之一句话，二胎要趁早！"

"对对对，老班长的话说到我心坎儿上了，不瞒大家说，我现在正在积极备孕二胎呢。"

……

姐妹们你一句我一句地说着，中心思想无外乎就是"二胎要趁早"。

一直没插上话的琳达发言了："我倒没觉得要二胎必须得趁早，怎么也得让大宝上小学三年级再计划二胎吧，至少我的想法是这样的。"

琳达的话音刚落，老班长立马接过话茬儿："我说琳达啊，听我的，二胎肯定要趁早啊！理由听我慢慢给你道来。"老班长喝了口水，继续说道，"等你家大宝上三年级的时候，你应该人到中年了吧，那时正处于事业发展的关键时期。经过多年的打拼，你应该成为单位的中流砥柱了，工作繁忙、时间紧张，此时生育二胎势必会产生很大的压力。再加上人到中年，身体状况已大不如前，能怀上就已经很不容易了，还要承受孕吐、睡眠质量变差等一系列考验。"

"我就算人到中年，身体素质还是会很好的，我对自己有信心。"琳达据理力争。

"呵呵，你顺利把孩子生下来后，仍然会面临一个非常现实的问题，孩子谁来带，怎么带？人到中年，你们夫妻俩都有固定工作，双方的父母都已60多岁，年迈的他们已经帮忙带过大宝，此时虽然想帮忙但也有心无力。所以为什么不趁早生二胎呢？"老班长的一番话让琳达哑口无言，琳达再次回归"隐形人"状态，静坐一旁，不再发表任何言论了。

而老班长继续说着"二胎要趁早"这个话题，兴致勃勃地与姐妹们交流各种心得。

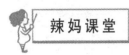

辣妈课堂

我们都知道，女性的最佳生育期只有短短的十年，在30岁之后，女性的生育能力逐步下降，35岁之后迅速下降。所以，女性应该适龄生育，无论是一胎还是二胎最好规划在 35 岁之前。

随着年龄的增长，女性的子宫的收缩力和阴道的伸张力也变差。所以，不得不承认，对于每一个女人来说，年龄是决定她能否顺利怀孕，能否生育健康宝宝的关键因素。

女性在 35 岁以后，身体各方面的素质都呈现下滑趋势。在此年龄段的女性，不仅生育能力已下降，且孕育的宝宝出现异常的概率也更高。所以，如果你想要怀第二胎，则尽早开始备孕，趁着年轻，身体素质尚好。

二胎妈妈以 35 岁为界限，可以分为年轻、中等、年老三个层次。35 岁之前，是生育二胎的最佳年龄，有过剖宫产史、刮宫治疗、妇科炎症的女性，会影响要第二胎。如果要不上孩子，不用太过担心，只要没有闭经，卵巢储备能力正常就没太大问题，经过专业医生规范治好后，再孕的成功率很高。

40 岁以后的女性，妇科病、糖尿病、高血压等慢性病开始逐渐显现，这些疾病会在妊娠期给孕妇带来各种问题，孕妇的身体很可能会不堪生育重负。如果女性 40 岁以后想要怀孕，为了自己和宝宝的健康，一定要做充分的孕前检查，医生会对你是否适合怀孕做一个全面评估。如果条件合适，最好赶紧要孩子，不要再犹豫不决。

此外，28 周岁开始，女性的卵巢功能逐渐衰退，但到 35 岁之前，差别并不是太大；35 岁之后，女性的卵泡储备开始明显减少；37～40 岁，卵巢功能下降 30%，需要花费更多的卵泡才能长出一个成熟的卵细胞；40 岁之后，卵巢功能下降 50%；47 岁之后，能正常生育的女性比例不超过 1%。

　　随着孕妇年龄的增长，不仅卵泡的数量在减少，而且卵子的质量也一直在下降。40 岁以后的孕妈，孕育的胎儿的流产率和畸形率会明显增加。由于孕妇年龄增大，染色体第一次减数分裂时间延长会导致卵母细胞老化，染色体不分离，从而形成染色体数目异常的卵子，胎儿染色体异常的概率也随之增加。最常见的染色体异常之一就是大家所熟知的唐氏综合征，也就是我们俗称的先天愚型。患这种病的儿童面容异常、智力低下。如果有这种病症的孩子出生，不管是对家庭还是对社会，都会造成一定的负担。

　　所以，二胎计划越早实施，对产妇和婴儿越有利。

→•→ 孕前二胎爸爸的积极配合 ←•←

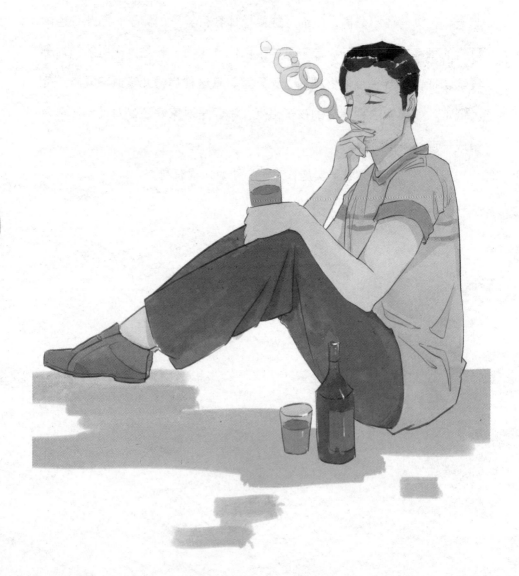

生养二胎，最辛苦的是宝宝的妈妈，特别是很多二胎妈妈都是高龄产妇，付出是巨大的，无论是身体还是心理，都需要宝宝的爸爸更多的关心和孕前的积极配合。

可生活中的二胎爸爸都抱着这样愚蠢的想法：都生过一胎了，关于备孕，妈妈应该是轻车熟路了，孕前准备就不需要爸爸的参与了。

路瑶的老公便是抱着如此错误想法的男人。自从夫妻俩计划要二胎的那一刻起，路瑶就跟老公约法三章：减肥、戒烟、戒酒。她老公满口答应，可转个身便忘得一干二净了，大鱼大肉照吃不误，酒照喝，烟不离手。路瑶为此和老公没少吵架，可她老公接受批评，但就是坚决不改。所以，就算路瑶为了要二胎想尽了办法，如果没有老公配合进行孕前准备，再努力也是白搭。

首先，男性肥胖会阻挡成功备孕二胎，肥胖男性的体内会存在很多有害物质，有些致癌物质也能在脂肪中找到。而且，肥胖的男性普遍比较怕热，对睾丸也是一种严重的威胁。这样不健康的身体条件，无法产生健康的精子，成功受孕率就会有所降低。

所以孕前，宝宝的爸爸应该选择 1 ～ 2 种运动方式，坚持锻炼。这样不仅能增强心脏功能，使心肌更厚实，肌肉更紧实，还能促使心脏收缩更有力，提高血管功能，改善微循环。宝宝的爸爸身体棒棒的，二胎才能棒棒的！

其次，备孕二胎期间，作为一个合格的老公一定要清楚：烟酒是男性生殖健康的头号杀手，甚至导致很多男性不育。香烟中的几十种毒害物质会导致精子畸形概率大大增加，精子成活率不断下降。而酒精的危害不仅如此，还会影响到胎儿的智力和大脑发育。

如果想要成功怀上二胎，那么在备孕之前就要远离烟酒。精子大概有90天的生长周期，女性想要顺利怀孕，男性必须提前3个月至半年远离烟酒。这样才能有时间把体内受到烟酒影响的精子排出体外。

备孕是优孕的关键，备孕二胎往往更容易被忽略，与意外惊喜相比，期待中的宝贝则是父母爱的结晶、情的延续、灵的升华。对二胎宝宝来讲，合理备孕能有效提高孩子的健康水平，是爸爸妈妈对孩子负责任的体现。

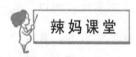

辣妈课堂

想要备孕二胎，除了妈妈要注意很多事情外，爸爸也要多做些准备，那么爸爸该如何准备呢？下面一起来看看吧。

第一，想要二胎，不能把注意力都放在女方身上，男方也需要积极准备，检查评估自己的生育能力，并进行积极的干预。

二孩政策落地实施后，很多夫妻都在着手准备生二胎。受精卵中的遗传物质，一半来自于女方，一半来自于男方。

事实上，不孕不育人群中，女方因素占 45% ~ 50%，男方因素占 35% 左右，还有 15% 左右是男女双方共同的因素。

随着年龄的增长，男性与女性一样，生殖能力和精子质量也都会每况愈下。如果不进行及时的治疗干预，毫无疑问，会大大降低女方的受孕概率，以及增加不良妊娠（自然流产和胚胎停止发育）的风险。

第二，远离肥胖。

很多男性在结婚之后就会疏于锻炼，导致脂肪不断堆积，体重也不断地往上涨。肥胖男性过多的脂肪会导致体内雌激素水平过高，从而影响性功能及精子质量。所以应该选择合适的运动方式，坚持锻炼。

第三，合理膳食。

精子的产生和成熟需要足够的蛋白质、维生素和微量元素。生育期男性应多吃富含蛋白质，锌、硒等微量元素和维生素的食物，如海参、生蚝、鸡蛋、牛奶、玉米、核桃，以及苹果、番茄等。禁食生蒜、苦瓜、芹菜、棉花籽油、碳酸饮料等抑精、杀精食物。

第四，戒烟戒酒。

吸烟可以引起精子数量减少、精子细胞膜和 DNA 损伤，长期吸烟或吸入二手烟容易造成男性不育和性功能障碍、女性流产和胎儿畸形。过量饮酒会影响精子的产生和发育成熟，导致精子受精能力下降，还可能会引起性欲低下、阳痿、早泄等性功能障碍，容易造成男性不育。生育前，男性应至少提前三个月戒烟戒酒。

第五，调整生活习惯。

男性久坐（如长时间伏案工作、开车、骑车等），会造成生殖器官血液循环不畅，诱发前列腺炎等疾病，直接损伤睾丸生精能力。经常熬夜会导致男性生殖内分泌紊乱和免疫力下降，造成精子数量减少、活力低下、畸形率升高。

睾丸的正常温度要比体温低 1℃～ 2℃，高温会严重损害睾丸生精功能。生育期男性应该尽量避免久坐；避免熬夜，要规律作息，保证充足睡眠；避免泡温泉、洗桑拿、穿紧身裤子；避免在高温环境工作。

第六，远离污染、辐射环境。

避免接触有毒化学物质、放射线以及电磁辐射等。X 射线、大理石石材释放的超标射线、化疗药物、农药、杀虫剂、油漆、甲醛、苯、重金属（如铝、铅、镉、汞等）、电焊、油漆、印刷和塑料制造等，均会不同程度地损害生精功能，应尽量避免接触。

第七，放松情绪，缓解焦虑。

过大的精神压力，会通过神经内分泌系统影响生精功能，造成精子数量和活力下降。生育期男性应该学会自我调控情绪，保持心情舒畅，这样有利于优生优育。

如果想要二胎，男性也应早做计划，提前进行科学备孕，并进行必要的生育能力评估检查，一旦发现有影响生育的男性问题，要及早进行治疗，以便能够成功生育健康二胎。

↣ 至关重要的孕前检查 ↢

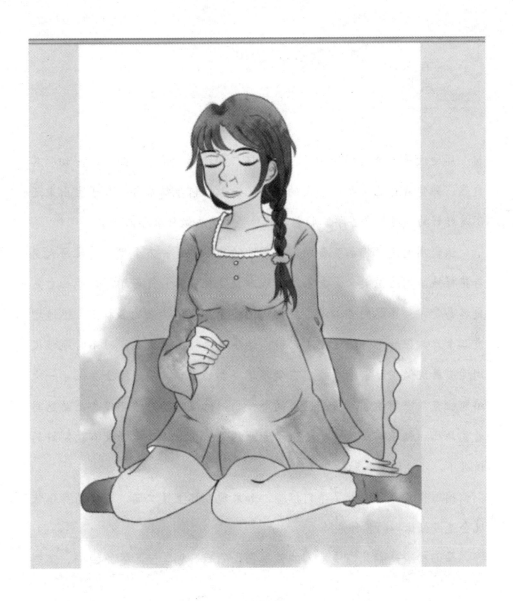

　　二孩政策落地，准备生两个宝宝的家庭越来越多，而最近怀二胎的准妈妈也特别多，对于怀一胎和怀二胎有哪些不同的感受，备孕二胎和一胎的差别是不是很大，很多准妈妈对此是毫无概念的。

　　周迪便是一个典型的例子，她对怀二胎抱着"佛系"想法，一切顺其自然。她觉着自己当年怀老大的时候，没做任何孕前准备，孩子生出来还不是好好的。现如今备孕二胎也不必费钱费力去做什么孕前检查。

　　虽说周迪是"佛系"备孕，但周迪的婆婆却是一万个操心，她每天变着花样地给周迪做美食，老人家的观念就是把营养补充好了，儿媳妇自然更容易受孕。婆婆的苦心没白费，周迪终于在各种美食的滋补下，迅速增重二十斤，但肚子却迟迟没有动静。这下可急坏了老太太，时不时地催促周迪去医院做下孕前检查。实在受不了婆婆的唠叨，周迪终于去做了一次孕前检查，当周迪拿到检查结果的那一刻，她傻眼了，检测报告上赫然写着高血压、糖尿病。医生还给出了专业意见：在血压和血糖没有控制好的情况下，不建议要二胎。

　　周迪得亏及时去做了孕前检查，如果现在怀上了二胎，这样的身体状况会造成妊娠期的各种危险。

　　孕前检查是胎儿健康发育的奠基石，所有计划要二胎的妈妈们一定要重视孕前检查，这是对自己和将来的二胎宝宝负责。孕前检查是减少出生缺陷率，提高出生人口素质的重要手段，二胎妈妈相对来说更应加强孕前检查，这样才能更加有效地保证母婴健康。

一般而言，孕前检查建议在孕前 3～6 个月开始进行，包括夫妻双方。

女方的孕前检查最好是在月经干净后 3～7 天之内进行，注意检查前最好不要同房。一旦孕前检查发现其他问题，还可以有时间进行干预治疗。

辣妈课堂

关于生二胎做孕前检查，不同的父母会有不同的想法，有些人认为很有必要，毕竟可以减少孕期的某些危险，也有些人认为没必要，因为已经生过一胎了。那么，生二胎需要做孕前检查吗？

首先跟大家肯定的是，生二胎做孕前检查是很有必要的。孕前检查可以对二胎妈妈进行有效的身体检查，而且可以增加孕育健康宝宝的概率。二胎孕前检查的必要性体现在以下三个方面。

第一，生第二胎时更要做好孕前检查，因为女性生完第一胎后，身体会发生较大的变化，且都需要一段漫长的恢复时间，对于能否再次妊娠也是一个未知数。

第二，生二胎前做一次孕前检查，可以检查出身体的恢复状况如何，是否可以承受第二次怀孕的负荷。

第三，生二胎前的孕前检查，可以了解女性在生完第一胎后身体是否染上其他不适合怀孕的疾病，为再次怀孕做好一切准备工作。

因此，进行二胎孕前检查是为了确保夫妻双方身体适合生二胎，尤其是有不良生育史或者头胎剖宫产的女性，在生二胎前进行孕前检查尤其重要。那么，生二胎孕前检查的内容包括哪些呢？

女性二胎孕前检查项目包括13项：① 全身体格检查；② 血常规；③ 尿常规；④ 白带常规；⑤ 大便常规；⑥ 妇科内分泌；⑦ ABO 溶血检查；⑧ 口腔检查；⑨ 染色体检查；⑩ 糖尿病检测；⑪ 乙肝病毒抗原抗体检测；⑫ 性病检测；⑬ TORCH 检测。

除了应当做上述检查外，还要注意以下两个问题。

首先，更应注意监测血压、血糖情况。随着年龄增长，血管内皮损害程度进行性加重，经产妇重度子痫前期、前置胎盘、胎盘早剥、胎膜早破和产后出血等妊娠并发症的发生率显著高于初产妇，可导致妊娠期高血压疾病发生率增加，因此在妊娠前，应注意监测血压、血糖情况，如有异常，应及早治疗，最好待病情平稳后再进行妊娠。

其次，检查是否有盆腔炎。多数经产妇在此次妊娠前有人工流产、引产、上取环史，这就容易引发子宫内膜炎，进而导致前置胎盘、胎盘植入等问题，因此在计划妊娠前，应做相应的妇科检查及 B 超等辅助检查，排除盆腔炎性疾病。轻微的盆腔炎可以通过药物保守治疗，病情严重者，须进行手术治疗。

男性在备孕二胎前进行检查，可以确保胎儿健康发育，使备孕二胎的过程更顺利。男性二胎孕前检查项目具体为：① 精液检查；② 泌尿生殖系统检查；③ 传染病和性病筛查；④ 染色体和血型检查。

最后还要提醒养有宠物的家庭，必须带家中的宠物去医院做个体检，并检测一下弓形虫病抗体，如检测结果呈阳性，你依旧可以把它留在家里。

二胎的间隔时间问题

最近几日，珠珠总是一副心事重重的样子，时不时唉声叹气。珠珠的老公很是担心，他甚至怀疑珠珠患上了所谓的"产后抑郁症"。

这天晚上，珠珠给五个月大的儿子喂完奶之后，唤来丈夫："我有件重要的事情要和你商量。"

老公心里一惊，赶忙柔声地回应道："不用商量了，我一切都听你的。"

珠珠没好气地回了一句："你知道我要说什么吗？"

珠珠的回答让老公更紧张了："不知道，但你说的我都答应。"

珠珠从抽屉里拿出一根验孕棒，棒上赫然显示鲜红的两道杠："瞧见了吗？我又中奖了！"

"你……你怀上啦？"老公又惊又喜，他一把搂过妻子，紧紧地抱在怀里，"原来你这些天一直在苦恼这个问题啊。"

珠珠点了点头："我太不小心了，居然没做好避孕，这下又中彩了。"珠珠边说边挣脱老公的怀抱，"儿子才五个月大，这可怎么办？"

"还能怎么办？当然是生下来啊，我们当初恋爱的时候就计划好要两个孩子的，现在是梦想成真啦。"老公喜上眉梢，兴奋得差点儿跳起来。

"你是梦想成真了，可我才刚刚生完一胎，身体还处于恢复期，怎么可能马上再要二胎呢？我又不是老母猪……"珠珠说到这儿便委屈地哭了起来。

媳妇一哭，老公便手足无措起来，可他又不知如何去安慰，于是便只能一个劲儿地赔不是："是我不对，亲爱的，别哭了……"

"我还是剖宫产，医生都说了，我起码要两年后才能再要孩子，这可怎么办啊？呜呜呜……"珠珠有点泣不成声了。

"医生的话也不能全信啊，你还年轻，身体素质好，咱们趁早生二胎，也算完成任务了。"老公继续安抚道。

珠珠抬起泪眼，狠狠地瞪了老公一眼："你终于说出了心里话，完成任务？为了完成你家传宗接代的任务，我就得冒着生命的危险去生二胎吗？说到底，你们男人就是只会为自己着想，什么时候关心过我们女人的感受，一胎和二胎之间是需要有时间间隔的，你懂吗？"

"冒生命危险？你说得太严重了吧？"老公弱弱地回了一句。

"请你出去，我不想和你再说一句话，以后你就睡客厅沙发！"珠珠说完便扔给老公一个枕头，示意他离开卧室。

为了避免"战争"的升级，老公抱着枕头灰溜溜地走了。

想要二胎的年轻夫妻已经开始有所准备了，但大多数夫妻和珠珠两口子一样并不知道一胎和二胎的时间间隔问题。

一般而言，我们并不提倡两胎时间间隔太短，因为两胎时间间隔太短会带来不良影响。

（1）对家庭经济造成影响，前一个还在喝奶粉，每个月都需要上千元的花销，第二个马上又跟着来了，经济上会有一定的压力。

（2）女性生一胎时对身体造成的伤害尚未恢复好又生二胎会导致女性身体健康状况下降，以后出现腰酸背痛的概率增大。

（3）生育二胎后，须分心照顾二胎，对第一个孩子的关注可能会减半，给第一个孩子带来心理上的失衡感。

因此，合理的时间间隔对于胎儿以及女性健康都是极为重要的。

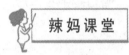

两胎间隔时间要根据第一胎的分娩方式、产后身体情况决定。

（1）从身体角度看：如果第一胎是顺产的话，生第二胎没有严格的时间限制，一般一年后较好。如果妈妈第一胎是正常顺产，并在给宝宝哺乳，那么最好是宝宝断奶后再进行怀孕，这样，身体恢复得更好，有利于怀孕后二胎宝宝的生长发育。如果妈妈顺产后没有给宝宝哺乳，一般半年左右就可以进行第二次怀孕，产后切忌过早怀孕，不然身体不利于胎儿的生长发育。但是建议最好是在一年后再生二胎。

如果第一胎是剖宫产的话，生第二胎一定要间隔两年，否则容易引起子宫破裂导致生育危险。因为剖宫产后宫壁的刀口在短期内愈合不佳，过早怀孕后，胎儿的发育使子宫不断增大，子宫壁变薄，尤其是手术切口处，结缔组织缺乏弹力，新鲜的疤痕在妊娠末期或分娩过程中很容易胀破，从而造成腹腔大出血甚至威胁生命，因此再次妊娠最好是在手术后两年。

（2）从护理宝宝的角度看：如果妈妈的年龄并不是非常大的话，医生建议最好在生完第一胎后间隔三年时间再生二胎。因为这个时候一胎孩子已经开始上幼儿园了，自己身体已经恢复正常了，两个孩子之间有三年的间隔，大孩可以照顾二孩，这样妈妈照顾两个孩子不会太累。

（3）从取环手术对健康影响看：对于一胎后已经上环的妈妈，医生建议在月经彻底干净后 3～7 天内进行取环，取环后 2 周内禁止同房，以免感染。二胎与一胎一般最好间隔半年至一年。如果急切需要怀孕时，则要等待一段时间（2～3 次正常月经周期）再受孕，以便给予子宫内膜一个恢复时间，利于优生。

一胎有缺陷，二胎会健康吗

李梅的儿子患有血友病，孩子从出生到现在两岁半了，全家人几乎没有过过几天消停的日子，孩子反复住院、输血、抢救，既耗尽了他们的心血，也花掉了很多积蓄。家里老人都劝两口子趁着年轻赶紧生二胎，可李梅夫妇却一直犹豫不决，他们特别害怕再生个有病的孩子。如果二胎也是个患有先天疾病的孩子，那一家人准被拖垮不可。他们到底能不能生一个健康的二胎宝宝呢？这或许是一个没有确定答案的问题。

和李梅情况很相似的刘悦却没有如此谨慎小心。

刘悦的一胎是个女儿，在怀女儿的时候，刘悦的孕前和孕期检查都很正常，并没有出现什么不好的状况，可女儿半岁的时候便被确诊为先天性心脏病，这对于一个家庭而言简直就是晴天霹雳，为了治好孩子的病，刘悦辞去了工作，专心在家看护女儿，生活重担全部压在了刘悦老公身上。幸运的是，女儿的先天性心脏病在手术后，得到了完全治愈。女儿的疾病让刘悦老公完全打消了要二胎的念头，他根本不敢考虑要二胎这个问题，尽管他家里是三代单传。

　　而刘悦则是一个"勇"字在心口，她希望能再生二胎，她不相信老天会对她如此狠心，会让她又生下第二个身体有缺陷的孩子。而刘悦生二胎的最大理由就是，她渴望再生一个健康的宝宝，她觉得自己的女儿需要一个弟弟或是妹妹的陪伴，她该不该冒这个险呢？

　　在回答这个问题前，我们先来了解一个概念：出生时就有的病都是遗传病吗？

　　大家都知道，人的相貌等性状都是通过染色体上的基因来一代一代传递的，如果父母的遗传信息中带有不正常的基因，就会引起遗传病。在每一代中往往有一定比例的个体发病，有些遗传病是生下来就有的，如脊柱裂，有的却要身体发育至一定阶段后才能产生，如遗传性小脑运动失调，要到 35 岁左右才发病；秃发是在成人后发病；铜代谢病，在青春期就可发病，也可至成年期发病。所以遗传病不一定是一出生就表现出来的。反之，生下来就有的病也不一定是遗传病。很多出生缺陷属于先天性疾病，而不是遗传病。如孕妇在妊娠早期感冒发烧、受病毒感染、用药不当、接触有毒化学试剂、X 线照射、饮酒等都会导致胚胎受累并引起出生缺陷。可以说生下来就有病的孩子很多都不是遗传病，有些病如多基因病，虽然也有遗传因素在起作用，但环境因素仍然起了相当大的作用。

　　因此，生二胎，不用太担心遗传病。

　　例如上文提到的刘悦家女儿患有的先天性心脏病，有文献称，约 8% 的先天性心脏病和遗传因素有关。如果第一胎有先天性心脏病，那么第二胎就有 1% ~ 2% 的概率患先天性心脏病，虽然遗传因素很难干预，但只要控制好环境风险因素，就可以降低先天性心脏病发生的概率。

在此，建议一胎宝宝患有遗传病的父母们，在计划生二胎的时候都去做产前诊断，因为科学的产前诊断是预防性优生学的重要组成部分，对于早期发现并杜绝严重发育异常的胎儿的出生具有重要意义。

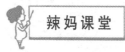

辣妈课堂

大宝、二宝，都是我们的宝贝，在迎接他们平安健康的到来前，我们正确的认知和必要的准备一个都不能少。

如果一胎存在缺陷，那么是否应该再生二胎呢？如果一胎患有遗传病，二胎是否也会患遗传病呢？

接下来我们就一起来了解一下吧。

第一步，我们要知道遗传性疾病到底有哪些。

第二步，要了解爸爸妈妈的身体的具体情况。

（1）常染色体显性遗传病。如果爸爸妈妈双方有一方是杂合子（一对基因中只有一个病理性基因），那么他们的孩子中发病的可能性为50%。如果爸爸妈妈双方都是杂合子，那么他们的孩子中再发病的可能性为75%。如果爸爸妈妈一方为纯合子（一对基因中两个均为病理性基因），那么他们的孩子中再发病的概率就会上升到100%。

（2）常染色体隐性遗传病。爸爸妈妈双方都是杂合子，他们的孩子中发病的可能性为25%。爸爸妈妈双方有一方为杂合子，他们的孩子中发病的可能性为零，但都是100%的携带者，孩子的下一代还是有可能会发病的。双亲有一方为杂合子，另一方为纯合子，他们的孩子中发病的可能性为 50%、是携带者的可能性为 50%。如果爸爸妈妈都是纯合子，则子女中发病的可能性为 100%。

（3）伴性 X 连锁显性遗传病。如果爸爸是患者，妈妈是正常的话，那么他们的子女当中，女儿 100% 发病，儿子均正常。如果妈妈是患者，爸爸正常，那么他们子女的发病概率是一样的，各为 50%。如果爸爸妈妈均为患者，则女儿 100% 发病，儿子中 50% 发病。

（4）伴性 X 连锁隐性遗传病。如果妈妈是携带者，爸爸是健康的，那么他们的子女当中，儿子发病的可能性为 50%，女儿中 50% 为携带者。如果爸爸是患者，妈妈是健康的，那么他们的子女当中，女儿都是携带者，儿子均正常。如果爸爸是患者，妈妈是携带者，那么他们的子女当中，女儿 50% 为患者，50% 为携带者；儿子中 50% 为患者，50% 为正常。

（5）染色体疾病。通常情况下，子女当中的染色体疾病发生率和一般人群是一样的。但还是有少数染色体疾病，因为爸爸妈妈本身有染色体方面的异常，那么最终的结果就是要根据爸爸妈妈染色体的情况来推算。

（6）多基因遗传病。多基因遗传病要根据某一种疾病在群体中的发病率和遗传度来计算。

我们上面所讲到的在子女当中的发生率为 50%、75%，是就"整体"而言。一种遗传性疾病在子代中的发生率为 50%，是说如果第一胎已患有遗传性疾病了，并不意味着第二胎绝对正常，第二胎中还是有 50% 的可能性发病。

事实上，不管是哪一种遗传性疾病，近亲结婚的其子女患遗传性疾病的可能性都会比正常人高出数百倍。因此，我国《婚姻法》规定"直系血亲和三代以内的旁系血亲禁止结婚"，这条规定是贯彻优生优育方针的重要内容，是非常正确的，必须严格遵守。

二胎家庭的资产规划

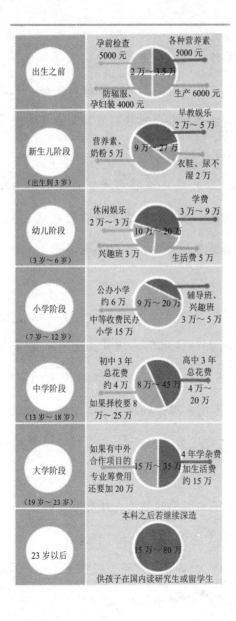

出生之前

孕前检查 5000 元　　各种营养素 5000 元
2 万～3.5 万
防辐服、孕妇装 4000 元　　生产 6000 元

新生儿阶段
（出生到 3 岁）

早教娱乐 2 万～5 万
营养素、奶粉 5 万　　9 万～27 万
衣鞋、尿不湿 2 万

幼儿阶段
（3 岁～6 岁）

学费 3 万～9 万
休闲娱乐 2 万～3 万　　10 万～20 万
兴趣班 3 万　　生活费 5 万

小学阶段
（7 岁～12 岁）

公办小学约 6 万　　辅导班、兴趣班 3 万～5 万
9 万～20 万
中等收费民办小学 15 万

中学阶段
（13 岁～18 岁）

初中 3 年总花费约 4 万　　高中 3 年总花费 4 万～20 万
8 万～45 万
如果择校要 8 万～25 万

大学阶段
（19 岁～23 岁）

如果有中外合作项目的专业筹费用还要加 20 万　　4 年学杂费加生活费约 15 万
15 万～35 万

23 岁以后

本科之后若继续深造
15 万～80 万
供孩子在国内读研究生或留学生

情景
剧场

　　周良家里三代单传，父母一直希望他们夫妻俩能早点要二胎，给家族添丁。但周良的妻子安琪却对要二胎一事特别抵触，她的理由很现实：养娃需要花很多钱，光是负担一个孩子的生活、教育开支都够呛了，哪还有钱再去要二胎。话糙理不糙，没钱怎么养二胎？

　　事实的确如此，周良是一名公务员，每个月有 4 000 多元的固定工资，安琪是一家企业的小主管，每月工资撑死也就 6 000 多元，他俩的月工资加起来也就刚刚够负担房贷、日常的生活开支，以及孩子的各种教育支出。

　　假设要二胎的话，就意味着必须多花一倍的钱在两个孩子的养育上，还得抽出更多的时间去陪伴他们，父母至少有一方工作较为轻松，最好是妈妈能待在家里当全职太太。可根据周良家的实际情况，这根本就是"天方夜谭"。每月光靠周良的那点儿工资怎么可能够花，二孩一旦出生，家里的生活质量肯定会直线下降，明知道这样的结果，为何要生二胎呢？

　　所以，安琪坚决不要二胎的想法是情有可原的。

　　据知名政经杂志《南风窗》报道，自 2016 年全面开放二孩儿政策至 2018 年的两年时间内，约有 883 万新生二孩来到这个世界，对于那些二胎家庭而言，新生命的降临，固然给他们带来了欣喜，但也在诸多方面给他们原有的生活带来了巨大而又深刻的变化。

随着社会发展以及人们思想观念的进步，家长们越来越重视孩子的教育成长，"精养二胎"的观念开始慢慢普及，然而在生活成本不断升级的今天，养育一个孩子的成本可谓不菲。我们很多家庭都如周良家那样"养不起二胎"。根据目前网上的一个关于养育孩子各阶段开支的核算结果，养育一个孩子的成本在 68 万～ 230.5 万元，并且这只是按目前经济环境而制定的，没有考虑通货膨胀率，可见养育二胎必须具备一定的经济基础。

因此，自全面开放二孩政策以来，人口增长率并未如专家所预料的那样明显增长，反而出现了出生率下滑的现象，从 2010 年一直到 2016 年，中国的平均生育率（生育率是指每名女性平均生育的孩子数量，其中 2015 年是 1.05，到 2016 年这个数字依旧在降低）为 1.2，最高仅为 1.28，而这个数字，在急需新生人口的欧洲为 1.5。如果这个数字属实，那么中国的生育率已经在世界范围内垫底。

二孩政策遇冷的原因，其实也是显而易见的，越来越大的经济压力是很多家庭放弃二孩甚至暂时不生的主要因素。

幸福的生活不仅建立在和谐的家庭氛围之中，同时也建立在经济基础之上，所以，计划要二胎的爸爸妈妈们一定要在孕前做好详尽的资产规划，未雨绸缪总是好的。

辣妈课堂

二胎家庭如何做好资产规划？

综合上文对周良家的种种分析，我们不难发现，二胎家庭的资产规划更要细致、全面，要结合实际情况，制订最适合自己家庭情况的财产规划。具体可以从以下几个方面入手。

（1）应急准备金。对于一般工薪家庭来说，将家庭3～6个月的月支出作为应急准备金，足以应对家庭的意外支出。但有两个孩子的家庭，应将家庭6～12个月的月支出作为应急准备金，以便提高整体资金的流动性。

如果考虑到二孩出生后可能会出现的重大意外情况（如先天疾病或意外事故），最好再申请1～2张额度为3万元以上的信用卡，以备不时之需。

（2）配置保险。生了二胎后，父母双方至少有一方需要将重心转移到家庭，尤其是那些辞职做家庭主妇的妈妈，更需要有一份相对稳妥的资产作为保障，因此，配置保险的重要性就凸显出来了。

一般来说，需要给父亲配置意外险和寿险（因为男方更多地会充当家庭"顶梁柱"的角色），保额最好是家庭年收入的10～15倍，这样当风险骤然降临时，孩子的成长才不会因经济问题受到较大的冲击。

（3）一视同仁原则。在财产分配上，越来越多的父母遵循一视同仁原则。据调查，41%的父母认为，对二胎的抚养要同第一胎一样，且无论男女，许多父母更是为女儿准备了一份专属于女儿的个人账户，每年固定为女儿进行储蓄，以作为女儿成年后的"成年礼"。

房产、家产都应是双份的，尤其在教育方面，准备两份教育金是有必要的，教育金最好是 10 年以上的长期资金，教育金有长期国债（或债券型基金）、子女教育保险、教育信托和股票型基金定投等几种可供选择的类型。

（4）零散资金灵活配置。一般家庭都有几万元的零散资金，这部分资金可以放置在期限灵活、收益率较高的资产配置渠道当中。

⊷ 二胎备孕前的心理准备 ⊷

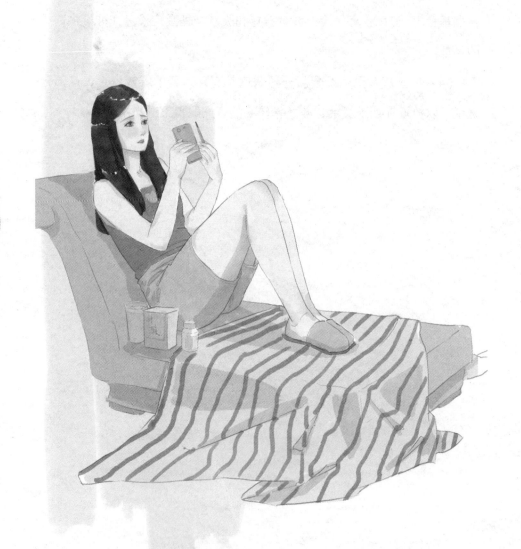

　　自从二孩政策放宽以来，很多家庭都开始计划二胎备孕事宜，但同时，受孕困难、身体不适、性别选择等各种问题困扰着他们并给他们带来了很大的心理压力。

　　今年 5 月开始，36 岁的文茜就开始补充叶酸了，她知道自己是高龄产妇，因此对备孕的各种事项都特别上心。为了提高"命中率"，她在网上自学，家里有体温计、排卵试纸，手机里备孕软件下了好几个，随时监测。此外，她还收集了一些所谓的"二胎偏方"进行备孕，可备孕了大半年，还是没能怀上二胎，她觉得自己快疯了，每天脑子里都是"备孕"二字。

　　与文茜一样，她的闺密蕾蕾这半年时间也一直往医院跑，她一边用中药调理身体，一边通过 B 超监测优势卵泡，有计划地过性生活，可"中奖"的好消息也迟迟未到。

　　文茜和蕾蕾同病相怜，每每碰面都会聊"备孕二胎"这个话题，过去那些关于美容、化妆、时尚的话题统统抛于脑后，一门心思就想着怀二胎。可越是迫切，越是没法怀上，两人的精神几近崩溃。

　　怀孕需要一个过程，不能一蹴而就，现在大多数想要二胎的妈妈平均年龄在 32 岁以上，她们大多如文茜、蕾蕾那样，就是想趁自己还可以生的时候再生一个，这就导致了她们心理压力过大，精神处于紧张焦虑的状态。准备要二胎的父母首先会考虑到年龄问题，盼子之心非常急迫，短时间内没怀上就担心自己身体有问题，这样焦虑的心态反而不利于受孕。都说"心急吃不了热豆腐"，其实，正常的怀孕不是一件简单的事情，它需要天时、地利、人和，不要刻意地去担心，放松心情，顺其自然更有助于受孕。别忘了，在放松心情的同时还要加强锻炼，这样对将来宝宝的健康也是很重要的。

随着年龄的增长，女性卵巢功能退化，自然受孕率降低，同时自然流产率上升，染色体异常发生的概率大幅增加，畸形儿等各种风险也会增加。因此，妈妈们，特别是一些高龄妈妈们想要一个健康的孩子并不是一件容易的事。

在此建议，准备要二胎的妈妈们一定要有充分的心理准备，保持平和的心态。大家要记住：能要上二孩最好，那是锦上添花的事。即使要不上，也要像以前一样快乐地生活。

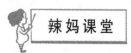

辣妈课堂

二孩政策放开之后，如何生养出健康的二胎宝宝成为大家普遍关心的话题。不过，再度怀孕并不是一件容易的事儿，这需要妈妈、爸爸，还有大宝共同做好心理准备。

首先是妈妈的心理准备。经历过生产的妈妈们都知道，孕期的各种妊娠反应会一直反复进行，睡觉时会突然腿抽筋，疼得不行，还有可能产生的产前或产后综合征等，这都需要妈妈们提前做好心理准备。备孕前，妈妈们要好好考虑一下是否还能忍受那些怀孕综合征。

其次是爸爸的心理准备。在打算要二胎时，也就意味着爸爸要挑起养家的重担。现在大家都知道养育一个孩子是十分不容易的，不仅需要很多的金钱还需要有父母的陪伴。好的生活环境能为孩子以后的发展创造条件，这就意味着爸爸的工作可能更辛苦，需要做更多的事，挣更多的钱，这样才能养得起宝宝。孩子上幼儿园、小学、初中、高中、大学还有各种补习班、特长班都需要很多费用，爸爸从现在就要开始准备，在感觉痛苦的时候甚至还不能跟别人说。在这样的情况下爸爸是否能承受得住这些来自生活和金钱方面的压力？

最后是大宝的心理准备。在准备要二胎的时候，千万不能忽视了大宝的心理。据调查，当父母跟孩子提起想要生个弟弟或妹妹陪他玩时，只有小部分孩子觉得有个弟弟或妹妹一起玩很好，大部分都强烈反对。有的甚至用离家出走或者不上学来表达自己的排斥，为什么会出现这些情况呢？

心理学上有一个专业名词叫"同胞竞争"，说的就是同胞兄弟姐妹之间相处的微妙关系。当一个家庭有了两个或两个以上孩子之后，孩子之间必然会有比较和竞争，父母一定要懂得去妥善平衡其中的关系。孩子担心父母的爱被剥夺，会觉得有了小弟弟或者小妹妹以后父母就不爱自己了，会恐慌，会排斥。孩子的占有欲很强，同时也十分敏感，二胎的出生势必会分走父母对他们的关爱，所以这种潜在的敌对心理很容易给他们造成压力，这种压力远比父母感受到的要强得多。

所以在生二胎之前父母一定要和孩子做好沟通，征求孩子的意见，减轻孩子的危机感。最好的做法就是在生活中潜移默化地让老大喜欢尚未出生的弟弟或妹妹，及时地和他沟通，让他明白父母对他的爱不会因为一个新的生命而减少，他的生活只会越来越丰富多彩。

孕前的营养食堂

38 岁的陈柳一直计划要二胎，可眼瞅着备孕都大半年了，肚子还是没有一点儿动静，她有些着急了。其实比她更着急的另有其人，那便是她的婆婆。老太太把没怀上二胎的原因归结为营养没跟上，她常常吐槽陈柳家的餐食："不是沙拉，就是拍黄瓜，菜里没点儿油腥子，整天吃这些没有营养的食物，怎么可能怀上二胎？"

老太太所言极是，陈柳是一家时尚杂志的编辑，为了保持身材，她已经养成了常年吃素的习惯，要知道，想要一个健康的宝宝，孕前的身体调养、饮食调养是非常重要的，陈柳的食谱的确不是科学的备孕期食谱。明星大 S 为了备孕，照样把多年的食素习惯改了，可见健康、营养的备孕食谱不仅能为准备怀孕的女性提供机体所需要的营养，还能增强她们的体质，为孕育健康的宝宝打好营养基础。

首先让我们来了解一下孕前该补什么吧。有针对性地进行饮食调理，更有利于怀孕。备孕前，需要补充的营养有以下几方面。

（1）补叶酸。叶酸对宝宝的健康发育起着很大的作用，缺乏叶酸，有可能导致胎儿大脑发育不完整或者畸形，所以女性在怀孕前三个月就要摄入充足的叶酸。富含叶酸的食物有苋菜、菠菜、生菜、芦笋、小白菜等。怀孕早期每天须补充 0.4 毫克叶酸。

（2）补钙。钙是形成骨骼与牙齿的主要成分，是胎儿发育过程中不可缺少，而且用量较多的一种物质。含钙高的食物有牛奶、豆制品、禽蛋、海产品、骨头汤等。应从准备怀孕的时候就开始补钙，每天须补 800 毫克左右的钙。

（3）补铁。身体缺乏铁质，容易造成孕期贫血，含铁高的食物有肝脏、豆类、蛋、梅子、谷类等，建议孕妈每天摄取 30 毫克的铁元素。

（4）补锌。锌对胎儿尤其是胎儿脑的发育起着不可忽视的作用。富含锌的食物有牡蛎、海带、黄豆、扁豆、麦芽、黑芝麻、南瓜子、瘦肉等。孕妇每天至少需要摄入 100 毫克锌。

（5）补维生素。富含维生素的食物有胡萝卜、西红柿、大蒜、龙须菜等，孕期维生素 D 的摄入量为每天 10 微克，维生素 E 的摄入量为每天 14 毫克，维生素 B_1 的摄入量为每天 1.5 毫克，维生素 B_2 的摄入量为每天 1.7 毫克，维生素 B12 的摄入量为每天 2.6 微克，维生素 C 的摄入量为每天 130 毫克，维生素 A 的摄入量为每天 900 微克。

除了有针对性地进行调理，补充身体所缺的营养元素外，妈妈们还可以多吃以下几种有益的食物。

（1）豆芽：豆芽含多种维生素。

（2）韭菜：韭菜富含挥发油、纤维素等成分。

（3）鲜蔬果汁：鲜蔬果汁含有生物活性物质。

（4）海藻类：海带、紫菜等所含的胶质能促使体内的放射性物质随大便排出体外。

（5）海鱼：含多种不饱和脂肪酸。

（6）畜禽血：猪、鸭、鸡、鹅等动物血液中的蛋白质被胃液和消化酶分解后，会与侵入人体的粉尘、有害金属元素发生化学反应，变成不易被人体吸收的废物而排出体外。

总之，孕前的饮食是非常重要的，合理的饮食能让备孕二胎的妈妈们调节好自己的身体，准备充分地迎接二胎宝宝的到来。

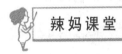 **辣妈课堂**

043

备孕二胎的妈妈在孕前除了要进行饮食调整，补充身体所需营养外，还要对一些不利于身体、不利于怀孕的食物忌口，例如，孕前不该吃以下几种类型的食物。

（1）辛辣食品：这类食物可以引起正常人的消化功能紊乱，如胃部不适、消化不良、便秘，甚至产生痔疮。在二胎备孕前的三个月时间里，无论是妈妈还是爸爸都应该停止吃辛辣食物。

（2）高糖食品：备孕期间，尽量避免吃高糖的食物，以免引起糖代谢紊乱，成为潜在的糖尿病患者。在怀孕后，如果孕妇继续保持着吃高糖食物的习惯，就会导致孕期糖尿病。

（3）腌制食品：腌制食品中都含有大量的亚硝酸盐、苯丙芘等，对身体很不利。特别是一些过敏体质的孕妇，更应该避免食用这类食物，以免对胎儿造成不可逆转的影响。

（4）咖啡因食品：在备孕期的女性一定要注意，不要吃含有咖啡因的食物。过量地饮用咖啡、茶以及其他含有咖啡因的饮料或吃含有咖啡因的食品，将会影响到女性的生理健康。

（5）罐头食品：罐头食品在生产过程中通常都会被加入大量的添加剂，这些添加剂虽然对人体没有什么影响，但如果孕妇经常食用就会影响胎儿对营养的吸收。因此罐头食品同样是女性在备孕期间需要忌口的。

（6）酒精类饮品：饮酒是造成胎儿畸形和智力迟钝的重要原因。酒精可以在没有任何阻碍的情况下通过胎盘进入胎儿体内，使得胎儿体内的酒精浓度和母体内的酒精浓度一样。并且酒精对胎儿的大脑和心脏的危害非常大。

孕前，除了妈妈需要调理外，爸爸也同样需要注意一下自己的饮食。那么，孕前男人吃什么呢？为了提高精子的质量，在孕前男人可以适当补充以下几种类型的食物。

（1）蛋白质与精氨酸食品：优质蛋白质是形成精液的主要原材料。含高蛋白质的食品有瘦肉、猪脊髓、牛羊肉、鸡肉、鸭肉、蛋类、鱼虾、豆制品等。精氨酸是产生精子的必要成分。

（2）各种维生素：维生素类有为精子提供原料，促进精子生成，保持性器官不受侵害等作用。其中维生素 E 与生殖系统关系最为密切，能够防止性器官老化，使空虚的输精小管再生。

（3）矿物质、微量元素：男性的睾丸、前列腺、精液本身都含有很高浓度的锌，锌的长期摄入不足，会造成精子稀少和睾丸萎缩。高锌食品以贝壳类动物为主，如牡蛎含锌最多，可以多吃。

（4）适当含性激素的食物：羊肾、猪肾、牛鞭、鸡肝等对生精很有帮助。

动起来！备孕二胎需要好体格

很多备孕二胎的妈妈对生育的重视已经达到了一个新的高度。她们知道随着年龄的增大，身体素质会相对变差，因此，不仅仅在怀孕的时候多多注意自己的一举一动，而且在备孕的时候也积极注意自己的身体状况。只要是有利于怀孕的事情，她们就会积极去做。运动便是她们备孕期最常做的一件事。

情景剧场

琳达和茜茜是一对好闺密，两人几乎同时恋爱，同时结婚，现在这对闺密又计划同时备孕。琳达比较喜欢美食，身材微胖，茜茜倒是一个很自律的人，身材一直保持得不错。这会儿要备孕了，茜茜找准机会打算给好闺密上上课："亲爱的，你是时候放下你的甜点，戒掉最爱的冰激凌了。"

谁知琳达不以为然地回了一句："备孕不是要增肥吗？倒是你，得多吃点，瘦得跟电线杆一样，怎么有能量备孕呢？"

"我的天哪，你这是从哪里听来的歪理？人的身体如果蕴含太多脂肪，不但不利于备孕，而且可能给孕期埋下隐患，因为怀孕期和分娩期需要消耗大量体力，并可能感染各种疾病。而且，孕妇体质不好，也影响胎儿发育，因身体不够强健而导致子宫和腹肌收缩能力弱，不能保证胎儿顺利自然分娩。从今儿起，你就放下美食，和我一起健身吧。"茜茜循循善诱道。

茜茜有理有据地摆事实、讲道理，琳达被说得一愣一愣的，她不由自主地点点头，然后老老实实地把包里的巧克力、饼干等零食悉数交给茜茜。

就这样，这俩好闺密开始了她们健康而又科学的备孕之旅，她们还特意参加了瑜伽馆的备孕理疗课程，获取了非常专业的备孕知识。

功夫不负有心人，数月之后，茜茜和琳达都顺利怀孕！

备孕多运动，会带来许多意想不到的好处。下面将介绍备孕期运动的好处，以及备孕期运动的注意事项。

一、孕前运动的好处

（1）改善神经系统。在备孕的时候做一些适合的运动，能够促进自身神经系统的改善。在运动的时候注意力要集中，这样可以缓解脑部的疲劳，提升反应能力。

（2）提高心脏功能。二孩政策出台后，很多家庭都想再要一个孩子，对于年龄比较大的女性来说，再次怀孕身体和心理都要承受很大的压力。为了缓解这些压力，在备孕的时候一定要好好做运动，提高身体的整体素质。运动有助于提高心脏功能，对于心脏非常有好处，同时也可以促进全身的血液循环。

（3）增强呼吸系统功能。女性在备孕期间要多做有氧运动。有氧运动能够增强女性自身的呼吸系统功能，利于生产。

运动可以让准妈妈有一个更好的体格，可以锻炼女性的骨盆，帮助准妈妈生产。

（4）调节体内激素分泌。女性在做了一些运动之后，身体内部的激素分泌会受到影响。经常性的运动，能够完善女性自身的身体素质，从而提高卵细胞质量。

女性的神经系统和垂体功能受到影响后，她们身体内部的激素分泌就会变得不一样，比如性激素，可以让二胎备孕妈妈更快怀孕。

（5）提高胚胎着床概率。在备孕前期，二胎备孕妈妈可以适当做一些运动，因为运动锻炼可以改善女性的体质，促进精子和卵子的结合与着床。

（6）预防妊娠糖尿病。二胎备孕妈妈在备孕期间做一些锻炼，可以促使糖原快速分解成能量，降低准妈妈怀孕后出现妊娠糖尿病的可能性。

二、孕前运动注意事项

（1）备孕须制订运动计划。二胎备孕妈妈在做运动的时候，最好制订一个运动计划，也可以和自己的大宝一起制订计划，让孩子更早地理解妈妈要生二胎这件事。运动要有规律，要坚持，这样才会有效果。

（2）多选择提高心肺功能的运动。在怀上二胎宝宝以后，准妈妈要为胎儿的生长发育提供氧气，在生产的时候也要调节好自己的呼吸，所以锻炼心肺功能对于很多高龄二胎准妈妈来说是非常重要的。

（3）孕前运动须搭配营养食物。女性备孕的时候，一定要做到膳食平衡，再加以适量的运动。

在介绍了备孕期运动的好处和备孕期运动的注意事项后，我们再来介绍一下适合备孕期的运动项目。

三、适合备孕期的运动项目

（1）做有氧运动增强心肺功能。有氧运动是最有效的孕前运动方式，有氧运动的种类繁多，如快步走、慢跑、游泳、骑自行车、跳健身操以及各种球类运动等，每次做有氧运动要求坚持的时间为 30 ～ 60 分钟，每周坚持 2 ～ 3 次。二胎备孕妈妈可以根据年龄和自身身体状况选择合适的运动项目。

（2）散步是最简单的有氧运动。散步可以使全身关节筋骨得到适度的运动，加之轻松自如的情绪，可以使人气血流通，经络畅达，利关节而养筋骨，畅神志而益五脏。散步不但可以健身，而且还能增强免疫力，防病治病，是一种简便易行，行之有效的孕前运动方式。

（3）慢跑或快步走燃烧多余脂肪。慢跑或快步走能更好地消耗能量，燃烧多余脂肪。对同样的距离来说，快步走和慢跑消耗的热量差不多，而且受伤的可能性也小。备孕前适当进行锻炼，不仅可以有效促进女性体内激素合理调配，帮助受精卵顺利着床，还能预防孕早期发生流产的危险，减轻分娩时的痛苦。

（4）游泳。游泳是一项非常好的运动，可以锻炼腿部的力量，增强耐力和柔韧性。游泳不仅可以增强心肺功能，还能改善情绪，有助于备孕期间保持良好心态。

（5）瑜伽。练习瑜伽可以增强体力和肌肉张力，提高身体的平衡能力以及整个肌肉组织的柔韧度和灵活度。同时，瑜伽还能刺激控制激素分泌的腺体，加速血液循环，帮助二胎备孕妈妈很好地掌握呼吸控制方法，有利于日后分娩。

（6）普拉提锻炼腰腹肌肉。普拉提的动作主要是锻炼腰腹肌肉，女性在备孕期经常练练普拉提，能塑造出结实的腰腹肌肉群组，使腰腹肌肉更坚强，有利于怀孕和生产。尤其是一胎剖宫产，而二胎想尝试自然分娩的妈妈们特别适合练普拉提，因为这项运动可以提高自然分娩率。

如果你是一位正处于二胎备孕期内的妈妈，如果你想要让自己的二胎备孕更加完美，那么你最好积极运动起来。动起来！备孕二胎需要好体格！

四、备孕爸爸运动情况

（1）不少二胎备孕爸爸都是职场中的中高层，工作压力巨大，因此，爸爸们可考虑每天运动30～45分钟，以不引起疲劳为原则。锻炼时应穿宽松且利于散热的衣服。

（2）剧烈的跑步运动或长距离的骑车运动不适合二胎备孕爸爸，这类运动会使睾丸的温度升高，破坏精子成长所需的凉爽环境，降低精子活力。因此锻炼要适量，不要过于激烈。

（3）长时间骑车还会使脆弱的睾丸外囊血管处于危险之中，因此，建议骑车时要穿有护垫的短裤，并选择减震功能良好的自行车。

（4）天气好的时候，陪爱人和大宝去户外郊游、爬山，感受阳光与清泉，这是最环保又使人心情舒畅的锻炼方式，对培养夫妻感情、亲子感情很有帮助。

辣妈课堂

　　备孕夫妻经常锻炼身体，不仅能保持身体健康，控制体重，还能提升精子和卵子的质量，为孕育健康聪明的二胎宝宝打下基础。因此孕前半年，备孕夫妻就应该开始运动了。

　　运动可以加速人体的新陈代谢，提高免疫力，尤其是二胎备孕中的爸爸，更不能缺少运动。

　　对男性来说，要培养有活力、有质量的精子，运动是十分重要的。运动不仅可以保持健康的体魄，还是有效的减压方式，更是怀上健康二胎宝宝的先决条件。那么，二胎备孕爸爸适合的运动有哪些呢？

　　男性的力量感和速度感更强，适合的运动也更多，如跑步、篮球、壁球、游泳、俯卧撑、哑铃、单双杠运动等，也有一些锻炼耐心和柔韧度的运动，如体操、太极拳。

　　这些运动对锻炼男性的肌肉、臂力、腰、背都有好处，也能增强男性的"性趣"，同时有助于其产生健康、有活力的精子群，为二胎"好孕"创造重要条件。

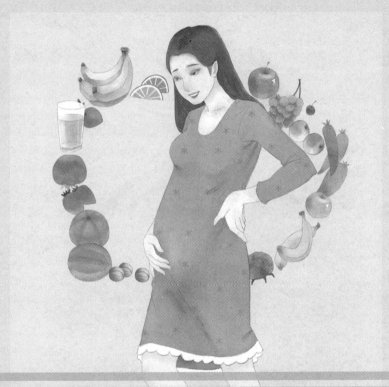

第二章

第二次奇幻的十月孕程

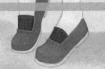

孕1月：打败孕期荷尔蒙坏脾气

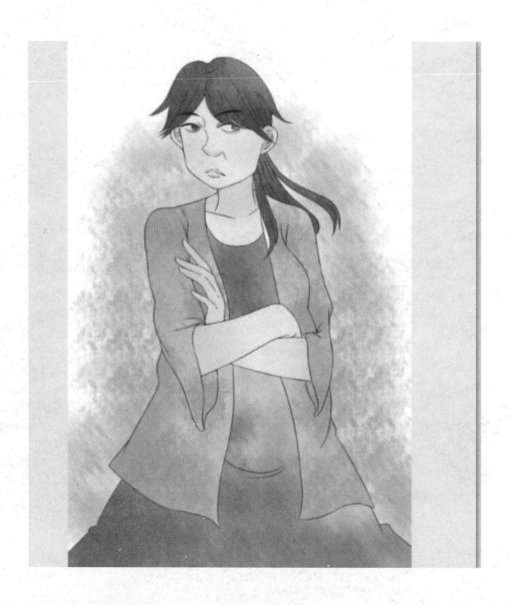

情景
剧场

　　朱迪本是个温婉、和顺的人，和老公、儿子说话向来和风细雨，可二胎孕后一个月，她便性情大变，看哪儿哪儿不好，对老公横挑鼻子竖挑眼，对儿子的教育更是毫无耐心，脾气变得十分暴躁。

　　大半夜，朱迪突然摇醒老公，特严肃地问道："我发现你微博关注的都是些小姑娘呀，明天你必须取消关注。"

　　"什么？取消什么关注……我困呀……"老公睡眼惺忪地应道。

　　朱迪来气了，用力地拧了老公的大腿："叫你取消对那些无聊人士的关注，知道了吗？这会影响我和我肚里二宝的心情。"

　　被这一拧，老公立马清醒，赔着笑脸道："我取消，我一定取消，你别生气。"

　　"这还差不多，对了，你微博关注的异性只能有一个，就是我，你的老婆，你孩子的妈。"朱迪指着老公的额头说道。

　　"亲爱的，我能问你个问题吗？在你怀大宝的时候，脾气可没有这么怪异，可自从你怀上二宝后，脾气火爆指数都快爆表了，过去那个温柔的你去哪里了？儿子也悄悄向我投诉了好几次，我们两父子实在无法接受如包租婆一般的你。"老公苦着脸，轻声问道。

　　"你说我是包租婆？你嫌我胖了？嫌我丑了？我35岁了，还忍受着生理极限怀二胎，现在我的状态能和八年前怀大宝时的状态比吗？"老公的

055

话点燃了朱迪的火药库，接下来的时间，朱迪叉着腰，把老公骂了整整半个小时。

天呀，怀孕真能让"小龙女"变成"包租婆"吗？女人怀孕后，脾气真的都会变差吗？

许多丈夫发现，妻子怀孕后脾气变得古怪起来，尽管做丈夫的小心呵护、殷切关怀，但是妻子还是百般不满。其实，女人怀孕后身体的内分泌系统处于变动过程中，加上孕妇本人及家属对妊娠的态度，孕妇常处于应激状态之中，易发生精神状态的变化，严重者可出现以情绪不稳、冲动、行为异常为主要表现的妊娠期精神障碍。而这种精神障碍在二胎妈妈的身上体现得越发明显，丈夫应该知道，妻子需要的不仅是饮食方面的营养，更需要有愉快的心情和稳定的情绪，即"心理营养"。怀孕期间，二胎妈妈随身体的变化容易情绪波动，加之工作、家庭压力，还有养育大宝的辛劳，二胎妈妈会感到身心疲惫，此刻，她们非常渴望得到丈夫、亲人的体贴、关怀和理解。

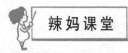 **辣妈课堂**

二胎怀孕初期，在开心过后，大多数二胎妈妈都会有这样的感觉：脾气大了很多，变得喜怒无常。前一刻还是个温柔的孕妈妈，后一刻就成了不讲理的"暴君"；前一分钟还有说有笑，心情愉快，后一分钟却翻脸不认人。人家说怀孕的女人心眼小、脾气坏，的确是这样，情绪波动

确实比较大，不管是高兴、难过、惊吓、焦虑，所有的感受都被放大好几倍，这只是因为二胎妈妈体内激素的分泌状况在孕期发生了变化，而相应地出现了一些反应。最先表现出来的是生理上的反应，例如乳房肿胀，或是晨吐等，接着情绪也开始出现波动。

大多数二胎妈妈已经过了生育的黄金时期，孕期激素的变化很明显，它们对整个身体都会产生影响。二胎孕妈突然之间变得焦虑不安，或是没由来地想哭，不是由于某一种激素的作用，而往往是几种激素同时发挥效力的结果。二胎孕妈妈的焦虑情绪有可能影响到宝宝，严重的会影响宝贝的健康发育。那么，孕妈该如何打败由孕期荷尔蒙引起的坏脾气呢？

（1）二胎孕妈要学着自己克服不良情绪。有空多去公园走走，呼吸新鲜空气，看看美丽的花朵，闲聊时听听喜欢的音乐或欣赏美丽的图片，或和大宝看些有趣可爱的动画片，总之要多想想美好快乐的事情，把那些让人不快乐的事抛得远远的。想要发火的时候就想想亲爱的宝贝们，哪怕只是为了宝贝们也不能老是生气啊。

（2）通过食物来调节情绪。比如少吃辛辣、上火的食物，适当吃一些可以让人放松心情变得快乐的食物，例如香蕉、樱桃、菠菜、含维生素 B2 的食物。

（3）做个爱美的二胎妈妈。像孕前一样多打扮自己，别因为怀孕就把自己闷在家里，更不能允许自己因为怀孕而变得邋遢。让自己的孕期生活丰富起来，逛街，参加孕妈的聚会，和好朋友一起聊聊天、散散心、喝喝下午茶，这些都可以让你的二胎孕期生活变得美美的。

孕2月：有别于第一胎的妊娠反应

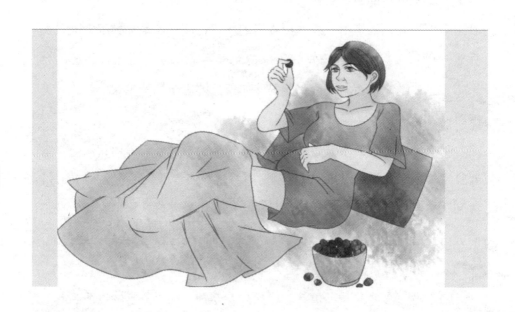

　　转眼就到了孕期的第五周，白丹却依然如孕前一样"三点一线"地忙碌着，丈夫体谅她怀二胎的辛苦，提出把接送大宝的任务转交给自己，但白丹回绝了，因为她丝毫没有感觉到二胎妊娠反应带来的不适。

　　这天，白丹的婆婆给家里送来了好多新鲜的杨梅，说是特意托人去果园里采摘的。白丹望着桌上的杨梅，陷入了回忆中……

　　白丹在怀大宝的初期，特别容易犯困，而且最难受的是有严重的孕吐状况，可谓吃什么吐什么，在孕期的第二个月还因为营养不良而入院保胎。后来，婆婆听人说吃点杨梅可以缓解孕吐，于是就试着买了点杨梅给白丹尝尝，没曾想小小的杨梅居然能缓解白丹的孕吐。

　　可现如今怀二胎的情形却与怀一胎时截然不同，白丹自嘲道："难道年纪大了，身体越发皮实了吗？再也不能娇滴滴地和老公撒娇了。此刻的我，丝毫没觉得自己是怀孕近两个月的人，工作照忙，家务照干。果然要生二胎的妈妈都是女超人哪！"

　　其实，很多二胎孕妈妈都会有和白丹一样的感受：二胎与一胎的反应是大不相同的。有的孕妈妈第二胎的妊娠表现还没第一胎明显，甚至都没有妊娠表现，即使有也与第一胎差不多。怀第一胎和怀第二胎都是在40天左右出现早孕症状，比如恶心、呕吐、乏力、嗜睡等。一般第二胎的时候，由于孕妇已经有经验，可能发现怀孕的时间会比第一次要早，对早孕反应也更有心理准备，所以就不会太担心，也不会感到过于疲惫。女性在怀二胎的时候要比第一胎轻松一些，肚子胀痛的情况也会好一些，因为子宫的承受压力已经明显比以前要强。

此外，因为妈妈们的自身体质会有所不同，所以妊娠反应也不一样，多数妈妈表示二胎和一胎的妊娠症状不一样。

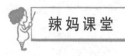
辣妈课堂

亲爱的二胎妈妈们，在孕初期，你就会感受到两次妊娠并不完全一样，两次怀孕是有区别的，区别主要表现在以下几个方面。

（1）你可能会更快"感到"自己怀孕了。第二次怀孕的准妈妈可能更容易识别出孕早期症状并与之和谐相处，这些症状可能会和第一次怀孕有很大区别。例如，晨吐现象、消化不良和其他胃部不适症状可能更重（或更轻）；你可能更疲劳（如果第一次怀孕时你会打盹儿，现在可能想整天躺在床上），也可能感觉好一些（也许因为你太忙了，或是习惯了这种疲劳才感觉不出来）；尿频症状也可能发生变化（可能会出现得更早）。

（2）有些症状会在第二次及以后的怀孕中明显减轻，比如贪吃或厌食，乳房变大且敏感，以及焦虑（因为你已经经历过这一切，知道怀孕不必惊慌失措）。

（3）你会更早显怀，因为腹部和子宫肌肉更松弛，所以与第一次怀孕相比，这一次你会更早"膨胀"起来。于是，你也会注意到自己和上一次怀孕有所不同，这个宝宝似乎比上一个大。这种腹部肌肉松弛的另一个后果是背痛和其他孕期疼痛可能会加重。

（4）更早感觉到胎动。因为腹部和子宫肌肉松弛，你很可能在 16 周左右就能感觉到宝宝踢你了。毕竟以前经历过，所以当你有同样的感觉时就知道这是宝宝的胎动。

（5）你可能不会太激动。并不是说你不期待宝宝的到来，而是你会发现自己的兴奋度（那种想要告诉身边所有人这个好消息的冲动）不太强。这是一种正常的反应，丝毫不会影响你对这个宝宝的爱。要记住，肚子里的宝宝已经完全占据了你的身心。

（6）你可能认为自己现在是怀二胎了，已经比较有经验了，知道该吃什么喝什么，营养补充得好，胎儿吸收也好，就长得比较大。

（7）你不会像第一次那样手忙脚乱，担心和害怕的事情也少得多，精神比较放松，很容易就心宽体胖。

但是，不得不提醒孕早期大量进补的二胎妈妈：研究表明，孕早期胎宝宝能吸收的营养其实很少。过量进补，只会导致孕妈妈体重增加。而且孕妈妈体重突然飙升，还有可能会使血糖升高而引发妊娠期糖尿病。

孕3月：二胎宝宝的"人模人样"

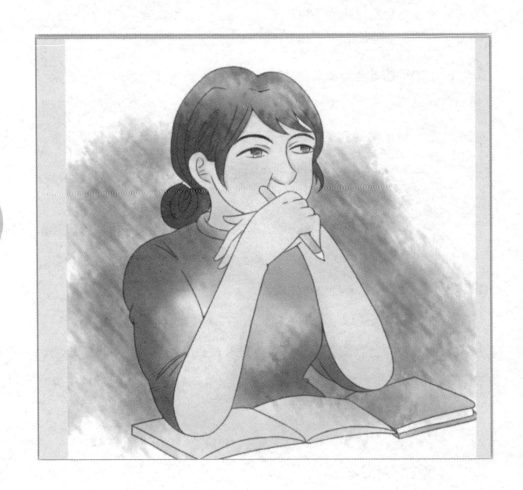

情景
剧场

　　丽云怀第一胎那会儿还特别年轻，那时的她根本不知道按时去产检，所以错过了胎宝宝成长的最重要阶段——胎宝宝成长的第三个月，因为胎宝宝从第 9 周起就被称为胎儿啦！丽云在怀上二胎之后便跟自己约定：要给二胎宝宝写孕期日记，记录二胎宝宝在孕期成长的每一个重要时刻。

　　进入孕期第三个月，孕妈妈都要接受第一次系统的产前检查，建立孕妇保健卡，以后按医生要求做好定期检查。不过这时胎宝宝活动并不强烈，孕妈妈暂时还未能感觉到胎动。所以，很多妈妈在怀第一胎的时候往往不重视孕 3 月的产检。如今怀上第二胎了，妈妈们可千万别再错过胎宝宝变成胎儿的重要时刻咯！

　　以下是进入孕 3 月胎宝宝的渐变过程。

　　孕 9 周：胎长约 2cm，差不多有葡萄粒般大小，重量还很轻。胎宝宝头大于胎体，各部位表现更清晰，头颅开始钙化，胎盘开始发育。

　　孕 10 周：胎宝宝的身长大约有 4cm，头臀径为 3cm ～ 5cm，体重达到 13g 左右。

　　孕 11 周：胎宝宝长到 6cm，各器官进一步发育，胎盘发育。B 超可见胎囊完全消失，胎盘清晰可见。

　　孕 12 周：胎宝宝长到 9cm，胎重 23g。此时胎宝宝的"尾巴"已经完全消失了！胎宝宝已经具备人形，而且成长速度越发惊人，身体和腿部都长大了，头明显比较大，更重要的是，鼻子、牙龈、声带也都长出来了，能够辨识出脸了。胎儿的手指和脚趾完全分开，眼睛、手指、脚趾清晰可辨，部分骨骼开始变得坚硬，毛发和指甲开始长出。胎儿的皮肤还是透明的，所以可以从外部看到皮下血管和内脏等，心、肝、胃等器官也发育得更健全了。

二胎孕妈妈在这时除了要特别关注胎儿的成长变化外，也需要谨防流产状况的发生。

和怀孕两个月时相同，二胎孕妈妈此时也容易流产，所以生活细节上尤其要留意小心。平常如有做运动的习惯，仍可持续，但必须做轻松且不费力的运动，如舒展筋骨的柔软体操或散步，剧烈运动应避免尝试，也不宜搬重物和长途旅行；至于操作家务、照顾孩子等家庭琐事最好请丈夫或是家里老人分担，不要勉强；上下楼梯要平稳，尤其应随时注意不要让腹部受到压迫。

仍在上班的二胎孕妈妈们，应保持愉快的工作情绪，以免因心理负担过重、压力太大而影响胎儿的发育。此时若能取得同事和上司的谅解，继续工作应不成问题。孕期第三个月，胎儿着床的情况还不算很稳定，二胎孕妈妈要避免接触挥发性化学物质、辐射线等，以免对胎儿造成伤害，如果为了工作需要经常面对电脑，妈妈们不妨穿上防辐射服，另外每工作1个小时应到户外活动一会儿。

在这个阶段，夫妻最好不要行房，至少也应该节制，且避免压迫到腹部，时间则越短越好。

此外，大多二胎准妈妈在这个阶段容易便秘，为预防便秘，最好养成每日定时如厕的习惯，可在清晨起床后饮用凉牛奶或凉开水。下腹不可受寒，注意时时保暖，下腹疼痛或稍许出血，可能是流产的征兆，应立刻去医院求诊。不熬夜，保持规律的作息。分泌物若增加，易滋生病菌，应该每天沐浴，以保持身体的清洁。

 辣妈课堂

孕 3 月是孕吐最严重的时期，除恶心、胃部情况不佳外，胸部也会有闷热等症状出现。腹部仍然不算太大，但子宫已如拳头般大小，会直接压迫膀胱，造成尿频，而腰部会疼痛，腿、足会浮肿，此外，分泌物增加，容易便秘、下痢等。但是，从孕 3 月中期开始，妊娠反应大大缓和，食欲等增加，下降的体重也开始回升。与此同时，大多数子宫后倾的人开始转为子宫前倾。在这个阶段，二胎孕妈妈还应该注意以下几个方面。

一、妊娠剧吐

孕 3 月，是妊娠的关键期，也是孕吐最严重的时期，这个时期的饮食要注重质量，应该多吃容易消化而且清淡的食物，同时可以吃些略带酸味并且富有营养的水果和蔬菜。放轻松，熬过这个阶段，早孕反应就会大大减轻了。

准妈妈们要注意，这个月所必需的营养素包含以下几种。

（1）蛋白质。孕3月孕妈每天须摄入80克蛋白质。这个月要尽量保证孕妈的蛋白质摄入量，可以多方面摄入，植物蛋白和动物蛋白都可以。可以考虑用植物蛋白代替动物蛋白，豆制品和蘑菇可以多吃一些。

（2）脂肪。孕3月孕妈每天须摄入60克脂肪。脂肪主要来源于油类、奶类、坚果。一般来说，植物油比动物油好，消化率在95%以上，亚油酸含量也丰富。

（3）叶酸。孕3月孕妈每天须摄入0.6毫克叶酸。叶酸主要来源于有叶蔬菜，例如青菜和卷心菜，还来源于柑橘、香蕉、牛肉、动物肝。建议食用叶酸含量多的食物时不要长时间加热，以免破坏食物中的叶酸。

（4）维生素A。孕3月孕妈每天须摄入1 000微克维生素A。维生素A主要来源于动物肝脏、鱼肝油、奶类、蛋类、鱼卵。与脂类、酸性食物一起烹调，有利于维生素A的吸收。

（5）钙。孕3月孕妈每天须摄入1 000毫克钙。钙主要来源于奶及奶制品、豆及豆制品、深绿色蔬菜、骨汤。准妈妈们要注意，膳食中的草酸、植酸、纤维素、维生素D会影响钙的吸收，尽量分开摄入。

二、妊娠纹

从孕3月开始防妊娠纹并没有为时过早，虽然不是每个孕妇都会有妊娠纹，但也建议从孕3月开始，每晚洗澡后坚持用天然的橄榄油做腹部按摩，坚持下去，你就会看到成果了。生大宝留下的妊娠纹，如果在怀二胎的时候坚持做腹部按摩的话，也会得到一定程度的改善。

三、孕期头痛

在孕早期，与恶心呕吐一样，头痛也是一种早孕反应，这可能是休息不好、睡眠不足引起的。孕妈要保证足够的休息时间和良好的睡眠质量。如果持续头痛，就需要到医院就诊，检查头痛的原因。

→ 孕4月：与大宝共同聆听二胎宝宝的胎心音 ←

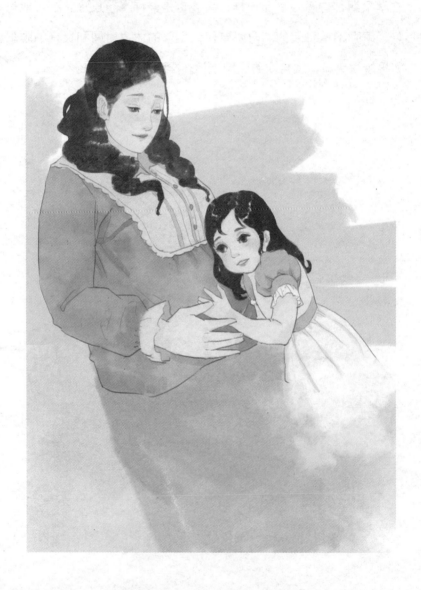

　　朱迪永远忘不了第一次听到胎宝宝的心跳声时的感觉，那是一种初为人母的喜悦，是一种奇妙的经历。胎宝宝的心跳声似钟表的嘀嗒声，也像小火车在开动的轰鸣声抑或马儿在奔跑的声音。

　　这让人热泪盈眶的初体验至今还记忆犹新，现如今，自己转眼已进入孕二胎的第4个月，可以再次聆听胎宝宝那奇妙的胎心音了。

　　这天，已上一年级的大宝指着朱迪渐渐隆起的小腹问道："妈妈，你确定肚子里真的住着一个弟弟或者妹妹吗？"

　　"当然了。"

　　"可是，对于我而言，我只是看到了你突出的小肚腩，实在无法想象肚子里会住着一个小宝宝。"大宝一本正经地说。

　　一时间，朱迪竟无言以对："这样吧，周末我要去医院做产检，你陪我一块儿去吧，那时，你会听到妈妈腹中宝宝的心跳声。那么，你的疑问也就得到解答了。"

　　"什么叫胎心音呢？这听起来有点怪怪的。"大宝继续自己的"十万个为什么"。

　　"胎心音就是妈妈肚子里胎儿的心跳声，胎儿的心跳声一般得到18～20周的时候才能听到呢，听胎心音也可以帮助我们观察到宝宝的成长情况，及时判断宝宝有没有问题。当你听到宝宝的心跳声后，你会真正感觉到有个小生命在妈妈肚子里慢慢长大。"朱迪耐心地给大宝解释道。

"嗯嗯，我真希望周末快点到来。"大宝兴奋地跳了起来。

二胎妈妈们不妨效仿朱迪的做法，在孕4月的时候，带着大宝一同前去医院做产检，让孩子能直接听到二胎宝宝的胎心音，参与感能让他更快地适应哥哥姐姐的角色，感受到自己身上的责任。

如果觉得带孩子去医院做产检不方便的话，二胎孕妈妈可以在家中购买专业的胎心仪，在家中自己检测胎心音。

那么，在家如何听胎心音呢？我们一起来看看吧。

孕4个月左右的时候，在脐下正中线附近就可以听到胎心音，以后随着胎儿的生长及胎位的不同，胎心的位置也会有变化。因胎心音多自胎背传出，在胎背近肩胛处听得最清楚，故头位胎头可在下腹两侧听，臀位胎头可在上腹两侧听，横侧位胎头可在脐上或脐下腹中线处听。胎心音为双音，胎心频率的正常值为 120 ～ 160 次 / 分，听上去是规则的、无间隙的。在有胎动时胎心会稍微快一些，无胎动的情况下胎心跳动超过 160 次 / 分，或少于 120 次 / 分，或不规则。如果胎心时快时慢、跳跳停停，那么就可能表示有潜在的问题，必须及时就诊做进一步检查。

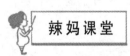

辣妈课堂

进入孕期的第4个月，二胎孕妈妈除了要注意监测胎宝宝的胎心音之外，还应注意以下几个事项。

（1）孕期便秘：到了孕中期，孕妈妈可能会经常便秘。因此平时要多吃含纤维素的蔬菜水果，如芹菜、香蕉等；另外坚持每日做适量运动，与丈夫、孩子一起散散步，也可以做做广播体操。如果便秘很严重，可在医生指导下酌情采用缓泻剂，但禁用泻剂，以免引起流产或早产。

（2）妊娠贫血：孕期容易出现妊娠贫血，如果你经常感到疲劳、头晕、脸色苍白、呼吸困难、心悸，那就要注意了。一般孕中期和后期，你至少要检查两次血色素，如果血色素略低于正常值，可以通过食补解决，如多吃富铁食物、多用铁炊具烹调、多吃富叶酸食物；如果明显低于正常值很多，那就需要通过药物补充了。

（3）二胎宝宝第一次胎动的感觉：绝大多数孕妈妈在本月能够感觉到二胎宝宝第一次胎动了。这个时候宝宝的运动量不是很大，动作也不激烈，你通常觉得这个时候的胎动像鱼在游泳，或在咕噜咕噜吐泡泡，跟胀气、肠胃蠕动或肚子饿的感觉有点像。第一次胎动的时间是否与怀一胎宝宝时胎动的时间相似？如果感觉到了第一次胎动，记得记录下时间，下次产检的时候告诉医生。

（4）充足睡眠：孕妈妈不妨在进入孕4月后就养成向左侧睡的习惯，以免使肚子压迫腹部大血管，影响血液往心脏回流。孕妇左侧位睡觉对孕妇胎儿比较有利，有助于消除肌肉紧张，解除疲劳，利于睡眠。

当然，整晚只保持一个睡眠姿势是不太可能的，如果孕妈妈长时间左侧卧位有困难，可以适当左右侧卧位交替。平卧时可在右侧臀部垫以

071

毛毯、枕头或棉被等，使骨盆向左倾斜，同样也能达到左侧卧位的效果。

尽可能在每天晚上 10 点前就寝，睡足 8 ~ 9 个小时。尤其是晚上 11 点到次日凌晨 4 点，这段时间内，一定要保证最佳的睡眠质量。养成有规律的睡眠习惯，晚上在同一时间睡眠，早晨在同一时间起床。

孕5月：二胎宝宝的胎教小·课堂

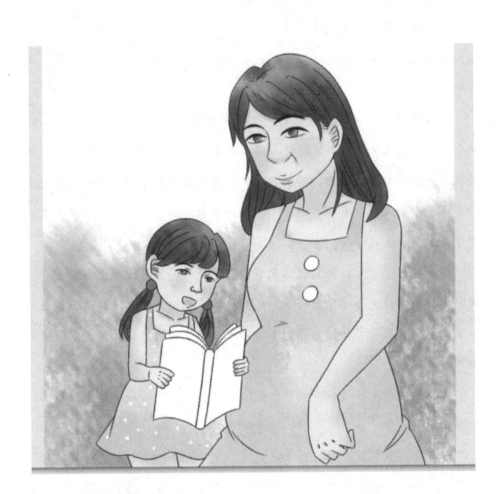

丽莎生大宝时是在 2006 年的秋天，那会儿她才刚刚参加工作一年多。丽莎和老公对即将到来的新生命感到新奇而兴奋，丽莎每天和老公一起看着肚子慢慢地变大，想象着肚子里的小宝宝慢慢有了人形，心里总是充满着欣喜。

丽莎很看重大宝的胎教问题，尽管当时还没有现在这么方便的网络，她仍然专程托人去北京买了胎教的书、光盘和 DVD。每天一有时间她就播放这些光盘，有中文歌曲、英文歌曲和世界有名的钢琴曲，她希望把大宝培养成一个有文化、有素养的孩子。也许胎教起到作用了，大宝现在在语言学习上真的很有天赋。

现如今怀了二宝，网络通信变得非常便捷了，丽莎随手上网一搜，便能找到最新、最完善的胎教音乐，还有许多专业的胎教 App。于是，上网做胎教成了丽莎每日必须完成的事情，可完全依赖网络给二胎宝宝做胎教却不是好习惯。

以下的胎教小课堂也许能帮助到像丽莎这样完全依赖网络做胎教的二胎孕妈妈们。

孕 5 月，这是最为舒服的孕期了，二胎宝宝和孕妈妈都进入了稳定期，早孕反应消失，孕妈妈的身体和心情也舒畅多了。而二胎宝宝动作不但灵活，而且越发协调。二胎宝宝现在也许能够感知到周围发生的事情，他回应的方式就是变得更加活跃。

胎儿会分辨出孕妈妈与他人的声音，表现出对孕妈妈的声音的偏爱，孕妈妈每天都能清楚地感知到胎儿在不停地运动，这时也是进行运动胎教的最好时机。运动胎教的实质性内容是对胎儿开展积极教育，有计划、有意识地对胎儿提供有益且适当的刺激，促使胎儿对刺激做出相应的反应，从而进一步刺激胎儿大脑的功能、躯体运动功能的生长发育。

二胎孕妈妈可以在饭后 1～2 个小时后，以最舒服的姿势躺着或坐下，用一只手压住自己腹部的一边，再用另一只手压住腹部的另一边，轻轻挤压，感觉胎儿的反应。反复几次，胎儿可能就感觉到有人触摸他，就会踢脚。此时可轻轻拍打几下被踢的部位，一般在一两分钟以后，胎儿会再踢，这时再轻拍几下。拍打时，可换换部位，胎儿就会向改变的部位踢，但注意改变的部位不要离上次被踢的部位太远，手法须轻柔。这样的活动每次可进行 5 分钟左右，每天 1～2 次。

在这个过程中，二胎孕妈妈可以准备一些轻松的背景音乐，对活泼好动的胎儿，可多听一些舒缓优美的乐曲，对文静少动的胎儿，则应多听一些明快轻松的音乐。

二胎孕妈妈与胎儿之间有着神奇的信息传递，胎儿能随时感知到妈妈的思想。如果怀孕时胎儿感知到你既不思考也不学习，那么对他的大脑发育将极为不利。

所以二胎孕妈妈一定要勤于动脑，读一本好书，看一篇好的文章，既能使精神获得净化，还能让人心情开朗，精神振奋。同时，也能对腹中的二胎宝宝起到熏陶作用。

在每天临睡前，你可以给大宝讲故事，在讲故事的同时也是在给二胎宝宝胎教，这样便能潜移默化地培养大宝对二胎宝宝的感情。在讲故事的过程中，也可以让大宝贴近你的肚子对着二胎宝宝说话，和大宝不时地夸奖二胎宝宝几句，观察他的反应。

此外，你的健康是最好的胎教。因为你的健康直接关系着胚胎的成长、发育，如果你身体出现疾病，就无法保证胎儿的健康成长。因此，保持适当舒缓的运动，强身健体，对增强身体免疫力，防止病菌感染，避免孕期并发症的发生都非常有效。适当的锻炼可使全身肌肉得到增强，有助于日后顺利分娩。你可以根据自身的特点，选择柔韧性和灵活性较强的锻炼方法，如健美操、瑜伽、游泳、慢跑等。运动时听点音乐，可以提高兴趣，将锻炼坚持下去。

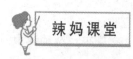

辣妈课堂

进入孕 5 月，二胎孕妈妈除了要做好胎宝宝的胎教之外，还应注意以下事项。

（1）数胎动：现在是二胎孕妈妈刚刚能够感知胎动的时期，这个时候二胎宝宝的运动量不是很大，孕妈应坚持有规律地数胎动，时间最好固定在每晚 8～9 点。

数胎动是孕妇自我监护胎儿情况的一种简易的手段。胎动次数及强度正常，表示胎盘功能良好，输送给胎儿的氧气充足，小生命在子宫内愉快地生长。异常的胎动往往是宝宝发生宫内缺氧时给妈妈传出的危险信号。

二胎孕妈妈应该从28周开始每日数胎动，因为28周后二胎宝宝的胎动频率及强度已逐渐形成规律。大部分二胎宝宝是在妈妈吃饱饭后胎动比较频繁，因为那时妈妈体内的血糖增加，宝宝"吃饱喝足"，就能"伸展拳脚"。

（2）孕期护发：由于荷尔蒙的变化，二胎孕妈妈会发现头发长得更快，油性的发质变得更油，干性的发质变得更干，而且头发也掉得很多。你可以选择温和且适合自己的洗发精、护发素；多吃芝麻、核桃等食品，有助于头发生长，二胎宝宝也能吸收丰富的维生素 C 和 E。

（3）孕期水肿：由于脚部负担重，二胎孕妈妈的双腿在此时会更容易肿胀、干燥，甚至疼痛，你可以用40℃的温水清洗双脚，涂抹保湿类型的足底护理霜，以划圈方式从上往下按摩，这样有助于缓解脚肿。

（4）孕期牙龈炎：很多二胎孕妈妈可能会发现，从这个时期起，每次刷牙都会流血，牙龈红肿，这是由于孕期的激素水平变化，牙龈出现增生而导致的出血。由于孕期不能乱用药物，所以，你更要注意口腔卫生，最好每天刷牙三次，需要的话还可以使用牙线。

（5）孕期阴道炎：孕期总有各种难言之隐，进入孕5月，二胎孕妈妈可能会发现阴道分泌物更多了，而且有一股异味。别太担心，这是由于妊娠期性激素水平高，加上阴道充血和霉菌容易生长繁殖引起的。二胎孕妈妈需要做的是勤换、勤晒内衣，少吃辛辣刺激食物。

孕 6 月：腰酸背疼的黄金孕中期

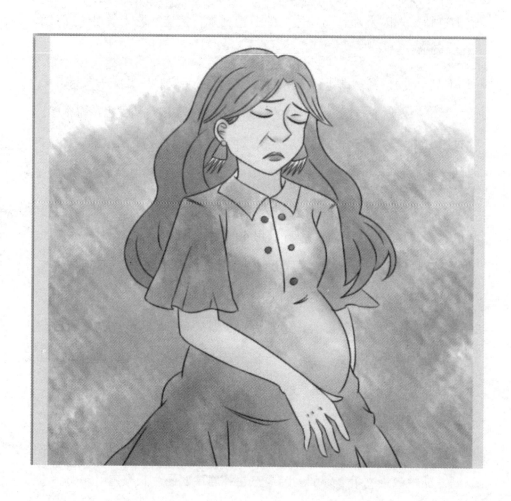

时间过得飞快，转眼就进入了孕6月，身为时尚杂志编辑的南希终于舍得脱下心爱的高跟鞋，因为日益臃肿的身躯已经不再允许她脚踩恨天高了。南希看着自己的胖胳膊胖腿，总会忍不住唉声叹气："我怀大宝那会儿，整个孕期也就增重十来斤，除了肚子变大之外，手脚都还是纤细的，哎，可现在才到孕期第六个月，我竟然胖了快20斤，胖得像只熊，高龄产妇真的伤不起啊！"南希在感叹体重飞涨的同时，有没有检讨自己的食谱呢？每天晚上南希都要吃夜宵，而且最近一段时间特别迷恋甜食，每天都是无蛋糕不欢。

南希除了心烦体重之外，工作上的力不从心也让她喘不过气来，杂志社加班是家常便饭，可要是带着六个月的身孕还在加班的话，那么无论是体力上还是脑力上都应付不来，尽管在工作上领导给她开了不少绿灯，但南希的好胜心却不允许自己特殊于别人，于是，杂志社加班加点的时候，南希从未缺席。可每天下班回到家，南希便如同散了架似地瘫倒在床上，在怀大宝的时候，她可没这么难受啊，这样的反应是正常的吗？

通常而言，怀孕六个月的孕妈妈仍然处在一个黄金的时期，身体还不是很笨拙，睡眠质量也不错，体态也没那么臃肿，且没有出现疲惫、腰痛、腿难受的情况。在饮食上，由于宫底还不是特别高，也不容易造成膈肌上抬导致吃不下去饭的情况，所以这时仍然是一个非常好的时期。怀孕六个月的孕妈妈体重每周大约增长250克。依此判断，南希在孕期饮食营养这一块要注意进行及时调整了，这个月的二胎孕妈妈应均衡摄取各种营养，以维持母体、胎儿的健康，尤其要增加铁、钙、蛋白质的供给，但是盐分要节制。这段时间还应注意不要摄入过多糖类食品，注意能量平衡，否则容易引发妊娠糖尿病。

由于日益增大的胎儿会压到孕妈妈的脊椎，孕妈妈会感到腰酸背疼。因此，南希感到疲倦的情况是正常的。

所以，二胎孕妈妈在这时就需要多休息了，最好每工作 1 小时就放松 5 ～ 10 分钟，将自己的活动量控制在体力能承受的极限之内，避免长时间站立和步行。二胎孕妈妈也不要久坐，经常地运动一下，坐个 10 ～ 20 分钟就可以站起来活动一下。和南希一样的职业女性，坐在电脑前工作的时间比较长，这就容易造成你整个下肢的血液不流通，而且室内的空气也不太流通，工作 1 个小时左右最好到室外呼吸一下新鲜空气。千万不能再像南希那样逞强做"拼命三娘"。

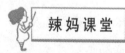

辣妈课堂

进入孕 6 月，随着胎儿的增大，所需的营养也需要增加。二胎孕妈妈在这个时候会发现自己异常能吃，很多以前不喜欢的食物反倒成了现在最喜欢的东西。因此，可以好好利用这段时间，加强营养，增强体质，为将来分娩和产后哺乳做准备。

这个时期，胎儿会大量吸收孕妇体内所含的铁质，为防止缺铁性贫血的发生，孕妈妈应多吃富含铁质的食物，如瘦肉、鸡蛋、动物肝脏、鱼以及含铁较多的蔬菜、强化铁质的谷类食品。有贫血症状的孕妈妈，可在医生的指导下补充铁剂。

此外，二胎孕妈妈在这个时期会特别偏好某些食物。看到平时爱吃的冰激凌、麻辣豆腐或者可乐饮料时你是不是非常眼馋？没关系，这个时候可以稍稍放松一下对自己的要求，但一定要有节制，尽量用其他的健康食品来代替这些可能给你和宝宝带来损害的食物。此外，为了宝宝将来能长一口好牙，孕妈妈要多补充钙质。

二胎孕妈妈还应继续保持良好的饮食习惯，中餐和晚餐要多选用豆类或豆制品，一般来讲，摄取 100 克左右的豆制品就可摄取到 100 毫克的钙。同时，多选用乳酪、海米、芝麻或芝麻酱、西蓝花及羽衣甘蓝等食材，保证钙的摄取量至少达到每天 1 000 毫克。

孕 6 月时二胎宝宝体内也开始储备脂肪。孕妈妈在饮食上对植物油与动物油的摄入量要有适当的比例，平常孕妈妈不可额外摄入动物油，因为日常的饮食中所用的肉类、奶类、蛋类均含有较高的动物性油脂，在烹调食物时用植物油就可以了。

二胎孕妈妈可多吃鱼肉，这对促进胎宝宝脑发育、增强孕妈妈的记忆力有益。

孕 6 月时二胎孕妈妈很容易被便秘困扰，发生便秘后，孕妈妈要注意饮食调节，多吃一些润肠通便的食物，如各种粗粮、蔬菜、黑芝麻、香蕉、蜂蜜等，也应注意适当运动，促进肠蠕动，有利于消化。不要自己随意服用泻药。

孕7月：给二胎宝宝进行特殊的"光胎教"

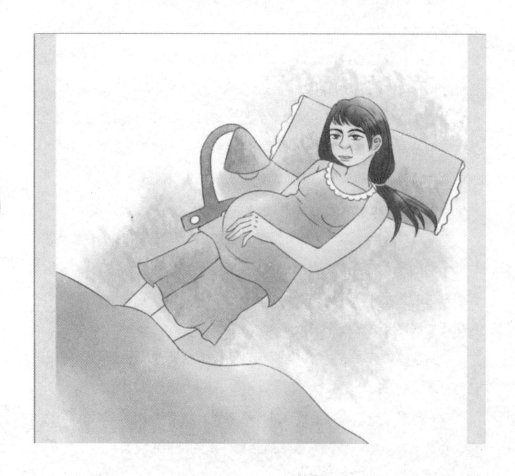

　　转眼之间，朱迪已经进入了孕7月。进入孕晚期后，朱迪的体重越发飙升，拿她家大宝的话来形容就是："妈妈像吹了气的皮球一样膨胀起来。"朱迪的情绪有点不稳定，她一边在烦心自己走形的身材，一边还得"忍受"肚子里如孙悟空般调皮的二宝。这话从何说起呢？原来二宝在这段时间胎动得特别厉害，尤其是晚间，这小家伙在肚子里"翻跟头"，把朱迪闹得睡不着觉。朱迪就纳闷了："怀大宝那会儿，胎动可没有如此厉害，这到底是为什么呢？"后来，朱迪咨询了妇产科大夫之后，得到这样的答案：头胎和二胎的妊娠反应不一定相同，在孕晚期，二胎的胎动频繁也属正常。此外，大夫还建议朱迪可以给二胎宝宝进行"光胎教"。

　　光胎教？这绝对是个新鲜的胎教方式，朱迪和她的老公对此倒是乐此不疲，每到二胎宝宝晚间"闹腾"的时候，夫妻俩便拿出小电筒朝着胎宝宝头部的方位，有序地照射，口中还不停地念叨："小悟空，现在是晚上啦，你应该睡觉喽，不能再踢妈妈肚子啦。"嘿，这"光胎教"还真管用，在坚持了五晚之后，二宝变得"老实"多了，胎动的时间由晚上调整到了白天，看来，这"小悟空"开始有了自己合理的作息时间啦！

　　孕7月是孕中期的最后时期，此时，二胎孕妈妈的动作日益笨拙，身体稍微失去平衡就会感到腰酸背痛或腿痛，痔疮、便秘接踵而至。这时的二胎宝宝动静也越来越大了，好像随时准备跑出来见识这个世界。现在小家伙长得还是皱巴巴的，满面皱纹酷似沧桑的老人，不过接下来的日子里，他（她）的皮肤皱纹会逐渐减少，他（她）会变得越来越漂亮哦！他（她）的脸部轮廓已能分清，头发也有 5cm 长，全身有绒毛覆盖着。眼睑已经清楚地出现分界，眼睛也能睁开了。

这个时期的二胎宝宝初步形成的视觉皮质能接受通过眼睛传达的信号，能够区分外部的明暗。二胎宝宝的脑神经已经发达起来，具有了思维、感觉和记忆功能。此时，外界的光照可以促进胎儿视网膜光感受细胞功能的尽早完善。进行"光胎教"有利于胎儿视觉的发育以及良好作息习惯的训练。

通过产前检查已经知道了二胎宝宝头部的位置，二胎孕妈妈每天选择固定时间，用手电筒通过腹壁照射胎儿头部，时间不要太长，每次 5 分钟。二胎宝宝看到光线，会转头、眨眼。结束时，可以反复关闭、开启手电筒数次。你要注意把自身的感受详细地记录下来，如胎动的次数是增加还是减少，是大动还是小动，是肢体动还是躯体动。通过一段时间的训练和记录，你就可以总结一下二胎宝宝对刺激建立的特定反应了。

一般来说，胎儿在妊娠 8 个月时才尝试睁开眼睛，这时他能看到的是母体内一片红色的光芒，橘黄的阴影下母亲的体液在运动。

"光胎教"最好从怀孕 24 周开始实施，早期可适度刺激。二胎孕妈妈每天可定时在胎儿觉醒时用手电筒（弱光）作为光源，照在自己腹部胎头的方向，每次 5 分钟左右。为了让胎儿适应光的变化，结束前可连续关闭、开启手电筒数次，这样有利于胎儿视觉的健康发育。

同时，二胎宝宝的作息习惯是可以在胎儿时期就养成的，相信很多二胎孕妈妈在怀一胎的时候还不知道这件事吧。那么，从现在做起也不晚哦！

　　二胎孕妈妈不妨在每天早晨起床前，用手电筒的微光一闪一灭地照射腹部，告诉二胎宝宝："好孩子，从小就要养成早起的好习惯哦！"在晚上看完电视后，同样用手电筒的微光一闪一灭地照射3次，告诉二胎宝宝："现在是宝宝晚上学习知识的时间！"这样可以训练二胎宝宝昼夜节律，即夜间睡眠，白天觉醒，促进他（她）视觉功能及大脑的健康发育。

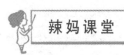

辣妈课堂

　　挺着大肚子的二胎孕妈妈，进入孕7月了，怎样才能让自己的生活变得更轻松一点呢？是不是现在应该停止工作了？你还在为照顾大宝而操劳？对自己身体的健康状况你有十足的把握吗？了解以下知识会对你的孕期生活有很大帮助。

085

一、胎儿发育和妈妈变化

　　（1）胎儿发育：孕7月是胎儿听力和视力发育的一段重要时期。胎儿的听力系统（耳蜗和外耳感觉末端器官）从第18周开始发育，现在已经完全形成了，他（她）将对声音越来越敏感。外界的声音通过你的子宫传进宝宝的耳朵，帮助他（她）的耳朵发育。

　　他（她）的眼睛既能睁开也能闭上，而且已形成了自己的睡眠周期。有趣的是，他（她）甚至会把自己的大拇指或其他手指放到嘴里去吮吸。

胎儿的大脑在这时是非常活跃的，大脑皮层表面开始出现一些特有的沟回，脑组织快速增殖。

（2）妈妈变化：有的二胎孕妈妈此时开始下肢水肿，预防的办法是，注意不要长时间站立或行走，休息或睡觉时要把脚垫高。部分二胎孕妈妈的腹部和乳房处皮肤会长出妊娠纹，这是皮肤伸展的标记，可以通过按摩和使用滋润乳液进行预防和缓解。偶尔觉得肚子一阵阵发硬发紧，这是假宫缩，不必紧张。你的动作会变得笨拙、迟缓，完全呈现出一副孕妇的体态。由于身体新陈代谢消耗氧气量加大，活动后容易气喘吁吁。

另外，如果你的背部近来有点疼，这就是孕期荷尔蒙在起作用了，它会使你的关节和制带松弛，为分娩做准备。

孕中期期末，二胎孕妈妈的子宫接近了肋缘，这会让孕妈妈觉得气短，这是正常现象，不必担心。二胎宝宝的胎动有时会让你吃惊，你的腹部可能会像波浪一样地动起来。这时由于肠蠕动减慢，直肠周围血管受压，使不少孕妇出现便秘现象。有些二胎孕妈妈在这时还会发现乳房偶尔会分泌出少量乳汁，这些都是正常现象。

二、胎儿容易出现早产

孕7月的二胎宝宝还容易出现早产现象。所以说，在怀孕7个月时，如果孕妈妈不注意饮食或是过度劳累，就很容易早产。比如见红并伴有规律性宫缩，或持续下腹痛等症状，孕妈妈应及时去医院接受检查。

孕8月：一胎早产，二胎还会早产吗

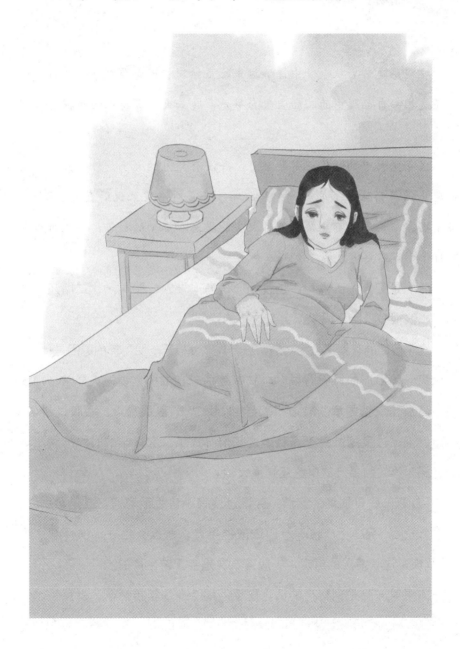

情景剧场

安妮每晚都会从噩梦中惊醒过来，虽然现在已是孕期第八个月了，可她还是担心自己腹中的二胎宝宝会早产，会如大宝那样艰险地提前来到这个世界。

当年生大宝的时候正是孕8月，并没有足月的大宝意外早产了，大宝在婴儿保温箱里住了足足一个月，那一个月对安妮来说简直是度日如年、苦不堪言，她每天都要忍受着对大宝的思念和涨奶的痛苦，安妮祈祷那样的日子千万不要重复第二次。

安妮是杞人忧天吗？还是说担心确有必要？一胎早产，二胎还会早产吗？相信很多二胎孕妈妈都会有这样的疑问。

这个问题的答案不是绝对的，需要具体分析第一胎早产的原因是什么。

第一胎早产的原因有很多，其中包括子宫或子宫颈先天异常、前置胎盘、高血压、糖尿病、凝血机能异常，以及子宫颈感染、胎膜过早破裂、阴道感染、过度肥胖症等。若是这些情况在第二次怀孕的时候继续出现的话，那么第二胎早产的概率还是很大的。

若第一胎是抽烟、饮酒、劳累过度等不良生活习惯，或是孕后心理压力过大、不进行产检等原因造成的早产，那么女性在二次怀孕之后，尽量规避这些情况的出现，一般第二次是会正常生产的。

如果第一胎是剖宫产的话，需要间隔2～3年再怀孕，以免手术刀口愈合不良引起危险，怀孕后也需要按时做 B 超观察胎儿的发育情况，进入孕 8 月最好提前入院，准备剖宫产，以免出现意外。

此外还需要注意早产的征兆，早产与流产相仿，亦有其发展过程，临床可分为两个阶段：① 出现子宫收缩，约 5 分钟有 1 次，每次持续 30 秒，历时 1 小时以上。② 子宫收缩的间歇期渐短，持续时间渐长，且除强度不断增加之外，还伴有子宫颈容受 ≥ 75% 及子宫颈扩张 ≥ 2cm；或有进行性子宫颈容受及子宫颈扩张，且伴有阴道血性分泌物或胎膜已破，情况与足月妊娠临床相仿。二胎孕妈妈若出现早产迹象，须马上就医。

 辣妈课堂

　　第一个宝宝早产是之后怀孕的一个风险因素。美国的一项重要研究表明，第一胎早产的妈妈，下次怀孕仍然会自然早产的概率是 16% 左右。随着早产次数的增加，之后早产的风险也会随之增加。有过两次或三次早产史后，下一个宝宝早产的概率将分别增加到 41% 和 67%。

　　也就是说，如果你的第一个宝宝是早产儿，第二个宝宝再发生早产的风险会更高。不过，没必要太担心，因为你很可能跟大多数妈妈一样，下次不会再早产了。重要的是，你在发现自己怀孕后，最好尽早进行孕期保健。

　　为了避免二胎早产，二胎妈妈应特别重视以下各项事宜。

　　（1）控制体重。适度的体重增加也是稳定孕期情况的重要因素之一，体重过轻或过重都容易引发早产。怀孕后，尽量将体重增加控制在12～15千克。

（2）饮食均衡。饮食以均衡摄取为原则，怀孕初期不需要特别增加食量，但要注意叶酸的摄取。因为怀孕头3个月是胎儿神经管发育的关键期，摄取足够的叶酸有助于胎儿神经管的发育，并可降低胎儿发生神经缺陷的概率。叶酸可从深绿色蔬菜中获取，但是因叶酸为水溶性维生素，容易在烹调过程中流失，所以最好每日补充适量叶酸片。

（3）卫生习惯。怀孕后分泌物会增多，如果不注意卫生，就可能导致泌尿道感染。感染严重可能引起胎膜早破，引发早产，因此应选择棉质透气的内裤。分泌物量多时可用护垫，但一定要勤更换。避免过分清洁阴道，以免清洗掉保护阴道的黏液。

（4）适度运动。一般来说，孕期适当进行缓和的运动，以维持体力和肌力，有助于产程的进展。怀孕前一直有运动习惯的二胎准妈妈，怀孕后仍可保持这个习惯，强度须依自身体力而定。平时不习惯运动的二胎准妈妈，可在每日晚饭后到自家附近散步。

（5）定期产检。定期产检可了解怀孕期间的各种状况，且医生会根据二胎孕妈妈的怀孕情况给予最适当的建议。千万不要认为身体无任何异常状况就可以不按时进行产检，有疼痛和宫缩时也不要忍耐，一定要尽快就医。

（6）性生活。如果存在早产的高危因素，孕晚期就要避免性生活，以免刺激子宫收缩引发早产。

孕9月：二胎宝宝至关重要的最后发育期

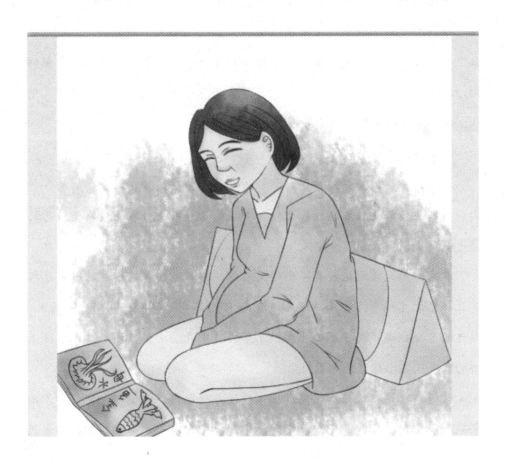

情景剧场

琳达顺利迈进孕 9 月了，离"卸货"的日子不远了，胜利就在前方。

话说琳达为了这个二宝可没少下功夫，之前怀大宝的时候，她还没这么上心，可为了二宝能平安、健康地来到这个世界，作为一名高龄二胎妈妈，琳达改变了很多：戒掉了甜食，学会用五音不全的嗓音给二胎宝宝唱歌；会和老公一块儿给二宝讲故事……

现如今，已经进入了最关键的时期，琳达一家可谓是"全家总动员"。

首先，琳达的妈妈每天都会熬一种营养汤给琳达喝，而营养汤的各种食材一定要保证是最新鲜的。为此，琳达的爸爸没少往乡下老家跑，为的就是给女儿找到最地道的食材。

其次，为避免琳达五音不全的嗓音惊扰到二胎宝宝，琳达的老公已经禁止她给二宝唱歌了，而这唱歌的重任自然落在了他自个儿肩上。为此，琳达的老公翻遍了儿童歌曲曲库，学了许多首儿童金曲，还别说，琳达老公的歌声确实比她好太多了。

最后，琳达把给二胎宝宝讲故事的任务分配给了大宝。大宝是小学四年级的小姐姐，她就是一个移动的故事库。每天晚上，小姐姐都会贴着妈妈的肚皮给二胎宝宝讲故事，从《白雪公主》讲到《葫芦娃》，从《柯南》讲到《哈利波特》，每晚的故事绝对没有重样的。

就这样，二胎宝宝在全家人的关怀下，度过了最关键的最后发育期。

孕 9 月，是二胎宝宝最重要的最后发育期，小家伙正迫不及待地要来到这个世界！

此时的二胎宝宝已经为分娩做好了准备。他（她）现在已经将身体转为头朝下的姿势，头部已经进入骨盆，随时准备冲出二胎孕妈妈的身体。

二胎宝宝现在的身体呈圆形，皮下脂肪较为丰富，皮肤的皱纹、毳毛都相对减少，全身的细毛也在逐渐的消退，肚子上和脸上的细纹已经消失。皮肤呈淡红色有光泽感，指甲长得很快，已经长到指尖部位。现在的他（她）是个圆乎乎胖嘟嘟的胎宝宝了呢。

男孩子的睾丸下降至阴囊中，女孩子的大阴唇隆起，左右紧贴在一起，也就是说，此时胎宝宝的生殖器官几乎完备。

怀孕 9 个月，二胎宝宝已经足月了，很快就能跟爸爸、妈妈、哥哥（姐姐）见面了。这个时候对二胎宝宝的胎教依旧不能松懈，用音乐胎教可以达到很好的效果。

音乐是给胎儿的另一种语言，让胎儿在你的体内就接受音乐的熏陶，不仅可以促进二胎宝宝的大脑发育，尽早开发他（她）的音乐潜能，对其性格的培养也有重要作用。实践证明，受过音乐胎教的宝宝，出生后喜欢音乐，反应灵敏，性格开朗，智商较高。

在休息或者做家务时，二胎妈妈不妨打开音乐播放器，每天多次欣赏音乐名曲，如《春江花月夜》《平沙落雁》《雨打芭蕉》等，使自己处于优雅的音乐环境中。在听的过程中，可随着音乐节奏的起伏展开联想，时而沉浸在一江春水的妙境，时而徜徉在芭蕉绿雨的幽谷，如醉如痴。

除了对二胎宝宝进行音乐上的胎教之外，二胎孕妈妈还可以对胎儿进行语言视觉化的胎教。

二胎孕妈妈不能照搬图书或画册上的文字内容，要把每段文字与具体的景物联系起来，认真地讲给二胎宝宝听。例如画册上画着金鱼，你就可以对二胎宝宝说："这叫金鱼，它有长长的尾巴，大大的眼睛，在水里快乐地游来游去……"这样，就把画册的内容视觉化了。

二胎宝宝虽然不能看到画册上画的形象或外界事物的形象，但经过二胎孕妈妈仔细的描述，二胎宝宝是可以用脑感受到的。二胎孕妈妈看东西时受到视觉刺激，这种视觉刺激通过生动的语言描述就视觉化了，这种视觉化的语言最容易让二胎宝宝接受，而且会让二胎宝宝对外界事物产生一种感性认识。

怀孕 9 个月了，距预产期越来越近，二胎孕妈妈一方面会为二胎宝宝即将出世感到兴奋和愉快，另一方面又对分娩怀有紧张的心理，面对这一现实，让二胎孕妈妈始终保持一种平和、欢乐的心态，直接关系到二胎宝宝的健康成长。从对胎宝宝教育的角度来说，对二胎妈妈千万不能不闻不问，一定要倍加关注。首先，准爸爸要在感情上关心、体贴二胎孕妈妈，要主动照看好大宝，让二胎准妈妈无后顾之忧；其次是要在思想上给予宽慰，认真做好二胎孕妈妈的心理保健，特别是产前的心理准备。孕妈妈在分娩之前的心理准备远远胜过学习各种分娩知识，许多准爸爸孕妈妈没有意识到他们面临的问题，因此一旦面对这些问题，他们就会很无助。但是在医生的指导下，做好怀孕和分娩的相关心理准备以后，他们便得到了更大范围的心理安慰，会把情绪稳定下来，沉着地面对一切。

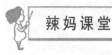

　　进入孕 9 月，二胎孕妈妈的体重还在继续增加，这时你可能会发现你的脚、脸、手肿得更厉害了，特别是脚踝部更是肿得老高，即使如此，也不要限制水分的摄入量，因为母体和胎儿都需要大量的水分。但如果手或脸突然严重肿胀，一定要去看医生。

　　同时，二胎孕妈妈的子宫壁和腹壁已经变得很薄，当宝宝在腹中活动的时候，你甚至可以通过 B 超看到宝宝的手脚和肘部。因胎儿不断增大，很多孕妇会觉得腹坠腰酸，骨盆后部肌肉和韧带变得麻木，有一种牵拉式的疼痛，使行动变得更为艰难。大约在分娩前一个月，宫缩就已经开始了。

　　本月胎儿体重开始快速增加，子宫底不断上升导致妈妈出现烧心现象，寝食难安、上火也就变得十分常见，应更加注意膳食营养均衡，以食疗缓解症状。

　　这个阶段，二胎孕妈妈的手脚、腿等都会水肿，这是因为你的子宫增大，阻碍到静脉回流。你应该注意水的摄入量，多吃一些瓜果蔬菜，少吃含盐量高的食物，这样有助于消肿。如果水肿情况严重，就要及时到医院看医生。

　　孕 9 月，由于行动不方便，孕妈妈可能会减少活动，因而胃肠的蠕动也相对减少，便秘就容易找上你了，甚至还会长痔疮。孕妈妈应该每天摄取足够量的膳食纤维，全麦面包、芹菜、胡萝卜、土豆、菜花等都是不错的选择。当然，适当的户外运动，也是避免便秘和痔疮的必胜法宝。

最后，二胎孕妈妈在这个阶段还应克服产前焦虑，现在的你，可能会想象着生产时的各种状况，但是越想就会越害怕，容易产生过度焦虑。你不妨多回忆一下自己当初生一胎时的情景，或者多向一些二胎妈妈取经，她们都会很乐意分享自己的生产经验。别害怕，二胎妈妈都是最坚强、最勇敢的！

孕10月：二胎是顺产好，还是剖宫产好

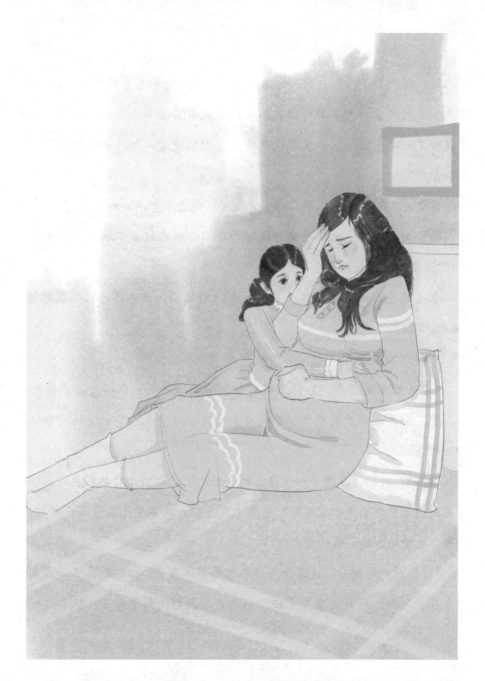

情景
剧场

进入预产期了，朱迪一家如临大敌，上至朱迪的爸爸妈妈、公公婆婆，下至朱迪的大宝，大家都为即将到来的新成员紧张不已。这天晚上，朱迪家召开了一次家庭会议，主要议题便是讨论朱迪生二胎时是选择顺产，还是剖宫产？

首先发言的自然是二胎准妈妈朱迪："我想剖宫产，我都 37 岁了，属于高龄产妇，我实在无法忍受分娩时的疼痛，现在好多二胎妈妈都是剖宫产。"朱迪斩钉截铁地表明自己的态度。

朱迪的一番话立马激起千层浪，朱迪的妈妈和婆婆连连摆手反对道："不行，不行……"

"为什么不行？"朱迪没好气地问道。

"你头胎都是顺产，为什么第二胎就要剖宫产呢？根据现在产检的结果，你完全具备顺产的指征，干吗要去白白挨刀子呢？"朱迪妈妈苦口婆心地劝道。

"对的，对的，我搜了一下网上的资料，也是说顺产对胎儿更好。你没看见我们大宝打小身体就棒吗？基本上没啥病，这多半是因为顺产。"朱迪的老公也赞同朱迪妈妈的观点。

"哼！顺产的痛苦，这辈子我都不想再去体验了。你们别忘了，我生大宝是在十年前，那时的我多年轻，而现在，我都快到中年了，根本没有任何信心接受那生不如死的分娩痛苦！你们能为我多……多着想吗……"朱迪说着说着竟忍不住哭了起来。

看到妈妈哭鼻子了，大宝便像小大人般地把妈妈搂入怀中，轻轻拍着她的背安抚道："谢谢妈妈辛苦地把我带来这个世界，我听爸爸说，人体能承受的疼痛可分为十二级，而分娩的疼痛是最高一级，我赞成你进行剖宫产，你对于我而言是最重要的！"

在大宝的怀里，朱迪哭得更伤心了，整个家竟因为二胎是选择顺产还是剖宫产而陷入一片愁云惨雾之中。

那么，二胎妈妈是顺产好，还是剖宫产好呢？

多数准备生二胎的准妈妈年龄都在 35 岁以上，是高龄产妇，分娩面临的风险比一般准妈妈要高，因此在分娩时要考虑好是顺产还是剖宫产。一般来说，在宝宝个头不会过大，准妈妈产道正常及各项指标正常时，可优先考虑顺产。

二胎选择顺产具有以下好处。

（1）宫口容易扩张。经过初次分娩后，二胎准妈妈的软产道在分娩时会更容易扩张，更有利于阴道分娩。但每个二胎准妈妈的情况有所区别，如果二胎宝宝个头大或准妈妈在分娩时出现不利生产因素，顺产也不会很轻松。

（2）二胎顺产时间会比较短。二胎顺产时，子宫口开大的时间会比较短，骨盆韧带、肌肉及阴道组织比较容易扩张，顺产的时间会比第一次短。但如果胎儿过大，会阴道出现撕裂伤，那么在哺乳期容易出现"宫缩痛"，且比第一次分娩疼痛更剧烈。

但值得注意的是，二胎的生产方式也要看宝妈生第一胎的分娩情况和自身的身体状况。

（1）第一次剖宫产分娩。生大宝时剖宫产的宝妈在生二宝时选择继续剖宫产会比较安全。因为宝妈在首次剖宫产后，子宫的坚固性要稍差一些，子宫的疤痕组织也可能缺乏弹性，所以生二胎选择剖宫产会让子宫的承受压力更小。当然，如果宝妈的子宫厚度和弹性较好，也可以选择自然分娩。

（2）第一次自然分娩。这种情况的宝妈生二胎选择继续自然分娩会好些。因为宝妈经过了第一次分娩，软产道已经扩张了一次，生二胎时子宫口开得更大更快，骨盆韧带、肌肉及阴道组织也比第一次容易扩张，所以二胎自然分娩是很合适的。但如果二胎宝宝个头大，或者宝妈碰到其他不利生产因素，也可以选择剖宫产。

因此，二胎妈妈是选择顺产好还是剖宫产，最好根据子宫的恢复情况，以及医生的检查、评估结果等综合考虑。

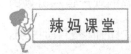 辣妈课堂

上文中，朱迪之所以坚持在生二胎的时候选择剖宫产，是因为不想再经历第一次顺产时的疼痛，那么，是顺产疼还是剖宫产疼呢？

人体能承受的疼痛可分为十二级，而分娩的疼痛是最高一级，顺产有多痛不言而喻，而剖宫产带来的伤害比顺产大。专家介绍，顺产分娩时候，虽然比剖宫产疼痛感明显强烈，但是对胎儿有非常多的好处。从

疼痛的角度来说，肯定是顺产比较痛。

分娩时疼痛的程度因时间的不同，也会出现差异。

（1）宫颈扩张期疼痛。这个时间段的疼痛持续 8 ～ 10 小时，正常宫颈为闭合管状结构，在第一产程中要开全，即十指，才能让胎头顺利经过。这也是顺产疼痛的主要阶段，内脏器官对机械刺激不敏感，但对扩张牵拉十分敏感，对准妈妈来说，从闭合状态到开全十指是漫长的疼痛过程。

（2）胎儿娩出期疼痛。此阶段的疼痛持续时间为 1 ～ 2 小时，虽然比较疼痛，但时间相对比较短，主要是用力分娩引起的疼痛，这个时期的疼痛会比第一产程稍微轻一些。在这个过程中，很多女性需要做会阴侧切。会阴侧切主要为了保护准妈妈的会阴，产力过大会撕裂会阴，从而引起阴道膨出、大出血、排尿困难等情况。会阴侧切需要用到麻醉药剂，能相应地减少疼痛。

（3）胎盘娩出期疼痛。这个过程的疼痛是最轻的，而且进行得比较顺利，期间若胎盘娩出不全可造成大出血，所以严重时会有医生下手掏，学名为人工胎盘剥离术。

下面我们来分析顺产和剖宫产的利弊，这样更利于二胎准妈妈选择合适的分娩方式。

一、顺产的优点

（1）临产时有节律的子宫收缩、舒张，使胎儿的胸腔也发生有节律的舒缩，从而使胎儿的肺得到锻炼，为婴儿出生以后的自动呼吸创造有利条件。

（2）胎儿经母亲产道，挤压作用可将胎儿在子宫内吸进的羊水及黏液挤压出来，因此能减少新生儿并发症。

（3）阴道分娩时，胎儿头部受盆底挤压而充血，为脑部的呼吸中枢提供了较多的良性刺激，使出生的婴儿易激起呼吸而高声啼哭。

（4）阴道分娩可使产门扩张得很大，有利于产妇产后恶露的排出，产后子宫恢复得也快些。

二、顺产的缺点

（1）产前阵痛，这也是很多妈妈们选择剖宫产的原因。

（2）产后阴道松弛、子宫膀胱脱垂等后遗症。

（3）会阴撕裂甚至感染，外阴血肿等。

（4）产后会因子宫收缩不好而出血，若产后出血无法控制，须紧急剖腹处理，严重者须切除子宫，甚至危及生命。

（5）毫无预警地发生羊水栓塞。

（6）对胎儿的伤害：当胎儿难产或母体精力耗尽，须以产钳或真空吸引协助生产时，会引起胎儿头部肿大。胎儿过重，易造成肩难产，导致新生儿锁骨骨折或臂神经丛损伤。羊水中产生胎便，导致新生儿胎便吸入症候群。胎儿在子宫内发生意外，如脐绕颈、打结或脱垂等现象。

三、剖宫产的优点

（1）可避免自然生产过程中的突发状况。

（2）手术可以免除产妇宫缩时的阵痛。

（3）当胎儿或母亲有异常不能顺利地通过阴道分娩时，进行手术可以挽救母婴生命。

（4）腹腔如果有其他疾病可以通过手术一并切除。

（5）阴道不易受到损伤。

四、剖宫产的缺点

（1）剖宫产是大手术，产妇意外死亡的概率比正常阴道分娩高。

（2）剖宫产的失血量平均在300毫升以上，比阴道分娩的失血量（100～300毫升）多。

（3）剖宫产可能引起伤口感染、术中羊水栓塞、手术意外、子宫损伤切除等情况。

（4）术中麻醉意外及其他一些无法预知的意外。

（5）术后母体恢复慢，容易阴盆腔内组织粘连从而引起慢性腹痛等症状。

（6）剖宫产会给子宫留下疤痕，给今后再次分娩或人工流产带来很多危险。

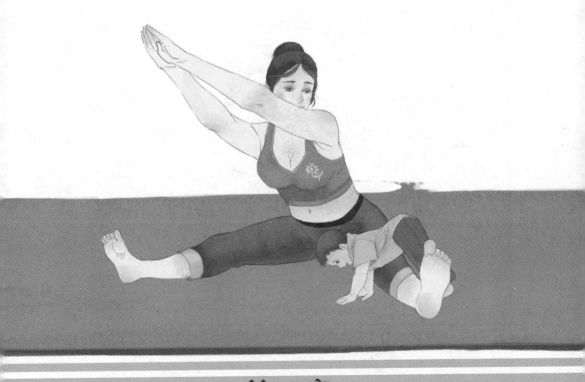

第三章

产后恢复训练营

为何二胎妈妈产后的宫缩疼痛感更明显

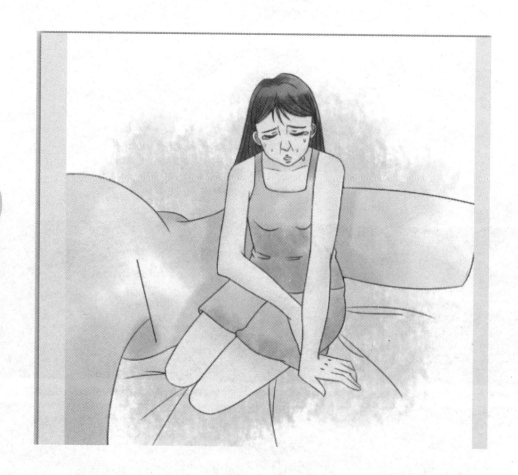

大半夜，珠珠被强烈的宫缩疼醒了，大滴大滴的汗珠挂在额头上，这是她生下二胎的第二天，因为是剖宫产，她还不能完全下床活动，因此她只能蜷缩在病床上，痛苦地呻吟。为什么生完二胎之后，宫缩会这么明显呢？珠珠记得当初生完大宝之后，几乎没有感觉到有宫缩，难道宫缩更明显也是因为年纪大的关系吗？

在怀孕的时候，子宫由 60 克逐渐增大到 1 千克，然后在生产完以后的42 天里面快速收缩恢复。子宫肌肉强有力的收缩会让准妈妈感觉到很痛，这种疼痛感就叫作宫缩痛。

至于宫缩痛，二胎妈妈的确会比一胎妈妈有更深刻的体会。因此，二胎妈妈其实是更辛苦的，丈夫不要觉得生过一次孩子就适应了哦。所以是什么原因导致生完二胎后宫缩疼痛感更明显呢？

产后子宫肌肉群收缩会造成子宫周围血管关闭，能够有效预防产后大出血。可是在收缩的时候还会造成周围血管缺血，组织缺氧，神经纤维受到压迫，所以就会出现产后宫缩痛。疼通常情况下会疼 2～3 天，一般都在 7 天以内。

二胎妈妈在给宝宝哺乳时体内会产生催产素，促进子宫收缩，所以在给宝宝哺乳的时候，妈妈会感觉到自己的腹部疼痛，但这也恰恰证实了母乳喂养能够帮助妈妈产后更快恢复。

那么，为什么二胎妈妈的宫缩疼痛更感加明显呢？

妈妈怀第一胎宝宝时，她的子宫肌肉纤维较为紧密，弹性也比较好，所以产后子宫收缩时不用太大的力量。所以一胎妈妈的疼痛感，基本上和来月经的时候差不多。

而二胎妈妈因为子宫肌肉纤维已经被拉扯过一次，弹性变差了，所以收缩时就要耗费更大的力量。因此，二胎妈妈的宫缩痛非常明显，有时候和生产的痛感差不多。不过，正因为有了产后宫缩这种痛，才说明你的子宫在恢复，这可是件好事，二胎妈妈不必有心理压力。

了解过二胎产后宫缩痛更明显的原因之后，我们再一起来学习如何判断子宫收缩的情况。

二胎妈妈可以通过记录子宫收缩的进度来判断收缩的情况，临产时子宫底差不多和胃部水平。胎盘分娩出来后，子宫底就会到达肚脐位置。然后差不多一天下降1横指，并在第10天降至骨盆腔，然后就恢复正常了。

为了让子宫正常收缩，二胎妈妈在晚上睡觉之前，可以把双手搓热，以肚脐为中心进行环形按摩，这样能够有效缓解疼痛。

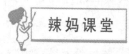

辣妈课堂

虽说产后宫缩不是病，但是疼得厉害也很影响人的身心健康，究竟有什么方法可以缓解呢？

（1）给子宫部位做个按摩。为加速子宫收缩，医生一般会在产房内为新妈妈做子宫按摩，并使用子宫收缩药物。二胎妈妈回到家中，也可以在子宫的部位做个按摩。把手放在肚脐周围，做顺时针环形按摩，以帮助促进子宫收缩。

（2）不要憋尿。分娩后，二胎妈妈会出现膀胱受压、黏膜充血、肌肉张力变弱、会阴伤口疼痛等症状，再加上不习惯于卧床姿势排尿，更容易发生尿潴留，使膀胱撑大，妨碍子宫收缩，从而引起产后出血或膀胱炎。因此，分娩后一定要注意及时排尿，有尿意的时候，尽快去洗手间。

（3）避免腹部劳累用力。二胎妈妈要避免下半身用力，例如搬重物、蹲的动作，都应尽量避免。还要预防便秘，注意腹部的保暖。可以进行一些产后运动，例如进行腹式深呼吸，以及在产后一周躺在硬床上进行抬腿、提臀，或膝胸卧式运动，这样能使子宫和下腹有效收缩和复原。

（4）按摩乳房、刺激乳头。让二胎宝宝吮吸母乳，也会刺激子宫收缩。依照子宫收缩的生理原理，刺激乳头，也会让人体产生子宫收缩素。所以，按摩乳房或是热敷乳房，都会产生相同的效果，这就是用物理方式来促进子宫收缩的方法。

（5）产褥期适当动一动。产后6～8个小时，二胎妈妈在疲劳消除后，可以坐起来，第二天应下床活动，以利于身体生理机能和体力的恢复，帮助子宫复原和恶露排出。

（6）服用生化汤进行调理。生化汤有化瘀血、补血的作用，化掉的瘀血流出来之后，子宫自然会收缩。所以，生化汤比较适合在产褥期服用，对帮助子宫恢复有显著的效果，具体如何服用请遵医嘱。

（7）早做提肛运动。所谓提肛，主要就是收缩肛门。自然分娩的二胎妈妈，最好在当天就开始做提肛运动。每次提肛以后要保持 20 ～ 30 秒，然后放松，每组 3 ～ 5 次。也可以根据自己的身体状况，调整每次提肛保持的时间。

→ 拒绝产后肥胖 ←

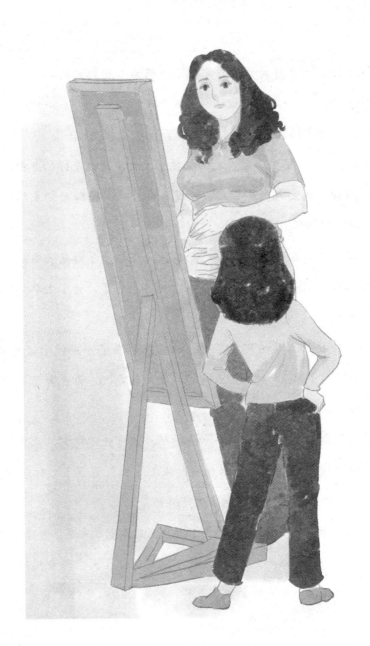

望着镜子里又老又胖的自己，才刚刚升级为二胎妈妈的琳达不停地长吁短叹："哎……哎……怎么胖成这样？丑死了！"

"不胖啊。"身旁的老公轻描淡写地回了一句。

"你骗鬼去吧，为了生二胎，我的牺牲也太大了，这走样的身材不知道啥时才能瘦回去！我生大宝那会儿，可没这么胖啊，高龄产妇果然"伤不起"啊！"琳达继续叹气道。

这时，大宝从琳达身边轻轻地"飘过"，上下打量了母亲一番后，摇头叹气道："老妈，一胖毁所有啊，你现在真的有点胖了，为了生弟弟，你的牺牲真的有点大。"

大宝的"补刀"让琳达哭笑不得，她狠狠地瞪了一眼镜子里的自己，便蓬头垢面地躺回了床上："从今天起，我要开始减肥，谁也甭想再拿那些高热量、高蛋白的食物让我吃！"

琳达的话可急坏了一旁的老公："亲爱的，这可使不得啊，你生下二宝才两个月，身体都还没复原，怎么就提起减肥了呢？再说了，你不吃营养食物的话，咱家二宝的'食堂'怎么生产鲜奶？"

"合着你就把我当产奶的奶牛啦？"琳达生气地拿起枕头就往老公头上砸。

"绝对没有。别担心，你很快就会瘦下来的，你生大宝那会儿，不到半年就瘦回了少女身材，你绝对会瘦下来的！"老公小心地赔着笑，安慰道。

"别和我说什么生一胎的时候，我能和十年前的自己相比吗？我现在人到中年，新陈代谢特别缓慢，你没瞧见隔壁张姐吗？生完二胎后，体重不但没减下来，而且越发地胖了。"琳达说道。

"那咱们也要为二宝考虑考虑吧！这么小就没母乳喝，那该多可怜啊，如果等他长大后，知道妈妈是为了减肥而早早给他断了奶，那该多伤心。"

老公的话算是击中了琳达的要害，她又长长地叹了口气，说道："罢了，罢了，谁让我是二胎妈妈呢，胖就胖吧，为了孩子只能暂且做个胖子了！"

爱美之心，人皆有之。生完二胎后，身材体重上升，很多妈妈们如同琳达般，既为自己增添二胎而喜悦，又为自己肥胖的身材而苦恼。不少妈妈为了减肥耗尽心神，只为求得一个恢复身材的好方法，那么，单纯地靠节食减肥可取吗？

生完二胎后，妈妈需要更多的营养来修复身体和为宝宝提供足够的乳汁，即使在进行瘦身计划也要保证身体摄入足够的热量、蛋白质、维生素和矿物质。所以饮食中应适当增加瘦肉、豆制品、鸡蛋、牛奶、坚果、海藻类、蔬菜和水果等，对于一些高热量的食品还应加以限制，这对于减肥来说很重要。也就是说，与平时减肥不同的是，生完二胎后的妈妈不可以采取减少热量的方法来减肥，否则，生完二胎后妈妈的身体恢复会受到影响，乳汁的分泌还会不足，如果每日摄入的热量少于 1 500 大卡，生完二胎后妈妈体内的有害物质还会进入乳汁。

生完二胎后，妈妈应该健康地消耗足够的热量以达到恢复身材的目的。母乳喂养是最好的减肥方法，哺乳时会消耗妈妈体内过多的营养物质和热量，防止脂肪蓄积在体内，体重自然就会减轻。许多年轻妈妈因为怕身材走样，不愿意给婴儿哺乳，结果往往适得其反。因为每天泌乳850毫升可消耗热能800千卡，相当于90克体脂肪。可见，哺乳可消耗大量脂肪和蛋白质，促进身材恢复。

最主要的方法还是通过运动来减肥。因为在月子期结束后，我们身体的各器官已经基本恢复到非妊娠状态，这就保证了我们的身体不会因为运动而影响恢复。在月子期结束后，身体的代谢能力也会降低，如果没有通过运动来消耗热量以及提高代谢，那么减重是非常困难的。

那么下面就来聊聊二胎产后如何恢复身材吧。

（1）适当运动。二胎妈妈在坐月子期间，活动会很少，不过，妈妈们在坐完月子后，就可以适量做些运动。首先，我们可以从做家务开始，比如擦擦桌子、扫扫地，然后再循序渐进，增加产后瘦身操、快走、慢跑等运动。经研究人员发现，高强度和中等强度的运动都不会影响母亲的哺乳能力，还能帮助瘦身并保持成果。除了哺乳和上面提到的这些个人的运动外，也可以尝试和宝宝一起做的运动。例如我们在给宝宝洗澡时，可以轻轻地把宝宝抱举起，再慢慢放下，如此重复。这样的身体接触不仅能培养母子的感情，而且能帮助我们消耗掉更多的热量。

（2）合理的饮食。产妇在产后恢复身材时，注意不要太过节食，一定要保证自己的营养跟得上，营养一定要充足，不然容易落下病根。当妈妈们吃了比较多的肉时，可以在餐后选择吃些助消化的水果。妈妈们在哺乳期哺乳也能帮助减肥，所以一定要注意营养均衡。

（3）保持良好的心态。无论做什么事情，拥有好的心态等于成功了一半。二胎妈妈们一定要对减肥有信心，不要认为自己胖就自卑，一定要保持开朗的心情，你要知道，良好的心态也有利于促进减肥。

　　总而言之，想要恢复姣好的身材就要记住：适量运动＋合理饮食＋良好心态。

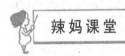

辣妈课堂

　　在生育二胎的时候，妈妈们往往要补充很多的营养成分，这就容易导致肥胖，那么生完二胎后如何恢复身材？

　　（1）把握好减肥的黄金时间。产后两个月是身材恢复的黄金时期，因为这个时候二胎妈妈的新陈代谢仍然保持旺盛的状态。在此时期内，适当做些温和的伸展运动，能够加速身体的新陈代谢，消耗身体多余的脂肪。此时二胎妈妈产后的生活习惯也还没有定型，可以通过安排健康的饮食和运动计划，养成良好的生活习惯，这样恢复身材指日可待。但需要注意的是，注意饮食并不等于节食，只是在维持营养供给的前提下，减少高热量食物的摄取。

　　（2）合理调节饮食。产后恢复期间二胎妈妈需要补充各种营养，如果此时想为以后瘦身打下基础，可以请专业营养师定制适合的菜谱，该摄入多少热量，需要多少营养素都详细地列出来，在补充营养的同时达到瘦身的目的。

（3）加强运动，保持步行的习惯。产后妈妈等身体慢慢恢复正常之后就可以开始尝试一系列的减肥运动了。在家做一些家庭式的瑜伽动作，可以调整身心，同时还可通过散步、游泳、慢跑等方式锻炼，每天最少坚持半个小时以上，这对产后顺利瘦身起着很关键的作用。

除此之外，二胎妈妈还可以做产后恢复体操，以帮助尽快瘦身。产后恢复体操可以帮助产妇进行骨盆韧带排列恢复、腹部和骨盆肌肉群的功能恢复，使产妇及早恢复体形，树立信心。产后恢复体操还适用于其他女性，用来锻炼身体相关部位的肌肉从而使肌肉更紧实，形体更美。

二胎妈妈产后盆底部位、肛门、阴道、腹部、臀部肌肉会松弛，因此可照体操在第一时间内进行针对性锻炼。在给婴儿喂奶时，产妇的头、颈、肩容易受累，抬头运动对防止头部、颈部和肩部劳累有一定的积极作用。

另外，由于我国许多地方有"坐月子"风俗，一些产妇会按照风俗在家"坐月子"，但躺在床上时间久了易致下肢血液循环不畅，发生静脉栓塞，腿部运动能促进血液循环，"坐月子"的产妇不妨进行一些早期的针对性锻炼。

第1节：呼吸运动。去枕平卧，双手放在腹部，吸气时腹部肌肉尽量收缩，呼气时尽量放松。

第2节：提肛运动。吸气时收缩肛门括约肌，呼气时尽量放松。

第3节：臀部运动。吸气时臀部及骨盆底肌肉收缩，呼气时放松。

第4节：抬头运动。吸气时下巴尽量往上抬，呼气时下巴尽量向胸部靠拢。

第 5 节：仰卧起坐。两腿屈曲，双手平伸，吸气时尽量使头和上半身抬离床面，并尽量靠向双腿，呼气时身体缓缓平躺。

第 6 节：腿部运动。吸气时一脚底平贴床面屈腿，脚后跟尽量靠近臀部，呼气时缓缓将腿伸直。然后换腿，动作同前。

需要提醒的是，剖宫产的产妇在练习仰卧起坐这个动作时，须注意腹部伤口，量力而行，锻炼中以不累及伤口为原则。产妇（顺产者一天后，剖宫产者三天后）可在床上进行产后恢复体操锻炼，每天 2 次，每节做 8 个 8 拍。

（4）保持良好的心态。二胎妈妈们一定要对减肥有信心，一定要保持良好的心态，你要知道，心态好了，干什么事情都更容易成功。

盆底康复，从当下开始

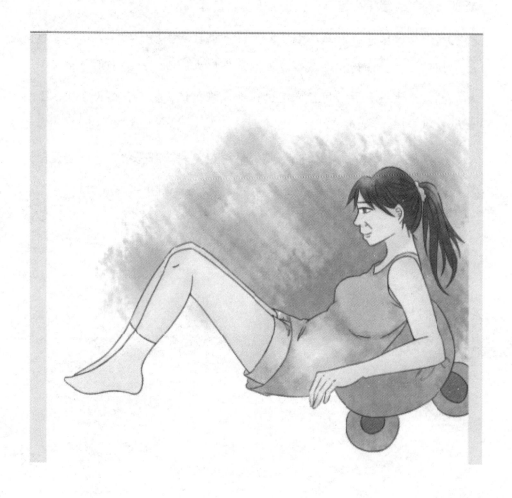

情景
剧场

二宝终于断奶了，南希也终于回归了朋友圈。

这天，南希和闺密们相约去看沈腾主演的喜剧大片《西虹市首富》。影片很精彩，笑料十足。南希是个笑点极低的人，因此，这部喜剧片把她逗得前仰后合。可笑过之后，南希觉着自己的裤裆处居然潮潮的，难不成自己"尿失禁"啦？这也太丢人了吧，看个喜剧片还能笑成这样。

南希心想：在还没被其他人发现之前，还是先闪吧。于是，南希在电影散场前，随便编了个理由匆匆离开了。好好的聚会就被如此尴尬的突发情况破坏了。

南希收到闺密希芸发来的微信："昨天怎么突然就走了呢？难不成我们当中有谁无意中得罪了你？"

南希赶忙回信："没有，绝对没有！"

"那是为何？"

"我——我看电影的时候，笑得太猛了，居然——居然尿裤子了……呜呜呜……"在希芸的再三逼问下，南希只能如实招来。

"什么？？？"希芸打出了好几个问号。

南希回了几个"哭脸"的表情。

"别担心，你这样的情况估计是盆底肌松弛造成的漏尿，你生完二宝后，有没有去医院做盆底修复治疗呢？"希芸关切地问道。

南希看着希芸给出的解答，捧着手机，叹着气自言自语道："哎，整天除了带孩子就是忙家务，哪有时间去做什么盆底治疗啊……"

正如希芸所判断的那样，南希因为大笑而造成的漏尿现象正是盆底肌松弛造成的。

全面二孩政策实施后，不少育龄女性会经历两次怀孕、分娩的过程。妇产科专家提醒，"二孩"时代的盆底康复比"一胎"时代更加重要。因为第二胎给女性盆底、阴道带来的损伤较第一胎更大。有的女性，生第一胎时盆底、阴道松弛得不太厉害，但到了第二胎，胎儿的块头儿往往比第一胎大，分娩过程也会比第一胎快，阴道短时间内被撑开，撑开的幅度也更大，断裂的肌肉纤维会更多。就像"弹簧"，一下子被拉开的，比慢慢拉开的更难"合拢"。两胎带来的效应叠加，损伤"1+1>2"。

不少二胎妈妈们在产后 42 天检查时，医生说有轻度阴道壁膨出，需要做盆底康复训练。可是盆底康复这件事，很多宝妈由始至终，从未开始过。她们觉得自己身体并没有什么不适，膨出也没有影响她的生活，认为可以不管盆底肌了。其实这样的认识是错误的，专家表示，不要祈求身体的自愈能力，盆底肌在产后的自我修复能力是有限的，盆底康复治疗越早做越好。

妇科专家提醒二胎妈妈，抓紧产后半年的"黄金时间"进行盆底康复。虽然似乎是"可做可不做"的保健项目，但实际上会给二胎妈妈带来深远的影响。

首先，盆底肌力减弱后，阴道收缩力量减弱，在性生活中会削弱男女双方的愉悦感。除此以外，还可能增加生殖系统感染的风险。正常情况下女性阴道口有一道"十字屏障"，把病菌挡在"门外"：阴道前后壁黏膜是横向屏障，大小阴唇处于闭合状态，是竖向的屏障。但生完孩子后，阴道松弛了，阴道口容易呈敞开的状态，外界病菌就有了可乘之机。

到了绝经期，女性体内雌激素水平迅速降低，阴道的黏膜抗病能力会进一步下降，盆底组织更加松弛，就容易引起器官脱垂，如子宫脱垂、膀胱脱垂、阴道壁脱垂，还有可能引起压力性尿失禁，都会极大地影响生活质量。

比如，中老年女性压力性尿失禁患者往往在大笑、咳嗽后就会陷入遗尿的尴尬，有时身上还会伴有尿骚味。因为担心遗尿，不少患者不敢出远门，甚至不敢与人愉快地交谈，社交活动受到影响，因此有人把压力性尿失禁称为"社交癌"。

产后盆底肌肉康复的主要目标和基本原理是提高盆底肌肉的收缩能力，预防和治疗二胎妈妈盆底功能障碍性疾病、改善性生活质量。

目前，盆底肌锻炼和经阴道或肛门电刺激是最常用的恢复盆底肌力的两种方法。二胎妈妈如果需要进行电刺激盆底治疗的话，一定要去正规医院的妇产科。

而另外一种盆底治疗的方法是盆底肌锻炼法，妈妈们可以在家自行进行训练。

（1）就是做收缩肛门运动，收缩盆底肌肉，收缩2～3秒，放松5～10秒，如此反复，20～30次为一组，每回锻炼三组以上。

（2）随着循序渐进的训练，可收缩5～10秒，放松5～10秒，如此反复进行锻炼。

以上盆底肌锻炼早、中、晚都可进行，每回15～20分钟，连续6～8周，不用刻意给自己定几点锻炼，只要方便的时候，想起来就做。

辣妈课堂

以下五大体式非常适合二胎妈妈在家里进行盆底肌的锻炼。

（1）站式。保持站立姿势，慢慢跷起脚跟，收缩盆底肌，同时吸气，然后脚跟缓缓落地，放松盆底肌，同时呼气。扶着椅子或墙都可以进行这种姿势的锻炼。

（2）坐式。可以坐在椅子、瑜伽球或马桶上，背部舒展双脚平放于地板，双膝自然分开，然后配合呼吸进行盆底肌的缩放练习。也可双腿交叉盘坐在瑜伽垫或床上进行。

（3）仰卧式。平躺在瑜伽垫上或床上（床面最好不要太软），屈膝让腰部充分地与床面接触，放松全身，然后再配合呼吸进行缩放练习。

（4）板凳式。双手打开与肩同宽，五指分开均匀受力，同时双膝打开与髋同宽，脚背放松背部放平，然后就可以开始进行盆底肌锻炼了。

（5）骑跨式。双脚分开略比肩宽，脚尖自然朝外，吸气时将双手体侧高举过头顶合掌，呼气时屈膝下蹲，让双手回于胸前，手肘抵在膝盖内侧，充分打开髋部。如果蹲下感觉腿部支撑力量不足，可以在臀部下方放上长条抱枕，将臀部落于上方，但不要把所有的力量都放于枕头上，然后配合呼吸进行收放练习。

此外，二胎妈妈在进行盆底肌锻炼时，还应该注意下列事项。

（1）盆底肌收缩时勿深呼吸，保持正常呼吸或说话状态即可。

（2）训练过程中，如感觉腰部肌肉酸痛，说明训练的方法或肌肉不对，应按照以上方式再次寻找盆底肌的位置。

（3）刚开始训练时，可每天训练 1～2 次，每次训练 2～3 组，时间太长可能会引起肌肉的过度疲劳。

和妊娠斑说 bye bye

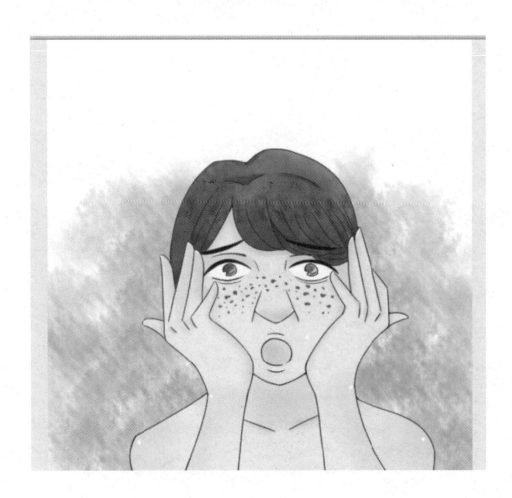

　　某日，刚生完二宝的南希，黑超遮面来到医院整形美容科求助皮肤科医生："大夫，生完二宝后，你看我这脸上多了这么多斑点，难看死了，你快帮帮我！"

　　医生详细地看过南希的脸部皮肤之后，给出诊断："这是产后妊娠斑，你在生一胎的时候长过这样的斑点吗？"

　　南希摇摇头说道："生一胎的时候，脸上完全不会长这种东西，难道是因为我年纪大了，皮肤也会加速衰老吗？"

　　"并不完全是年龄的原因，由于孕期脑垂体分泌的促黑色素细胞激素增加，大量孕激素、雌激素的分泌，致使皮肤中的黑色素细胞的功能增强，出现妊娠斑。妊娠斑属妊娠期正常的生理性变化，你不必过于担心。"医生详细地解答。

　　"我能不担心吗？这斑点要是永远留在我脸上的话，我会疯掉的！"南希皱着眉头说道。

　　"妊娠斑产生的原因是孕期脑垂体分泌的促黑色素细胞激素增加，大量孕激素、雌激素分泌，致使皮肤中的黑色素细胞的功能增强，属于妊娠期生理性变化，不需要治疗的。不过，日光照射可使妊娠斑加重，所以一定要做好面部防晒。一般在产后数月，皮肤上的色素沉着颜色会慢慢变浅，最终消失。"医生继续耐心地回答道。

听完医生给出的专业意见，南希这才长长地舒了一口气："那就好，那就好。咱虽然是二胎妈妈，但也要活得精致、活得漂亮啊。"

让南希"恨死"的妊娠斑也叫黄褐斑、蝴蝶斑。妊娠斑不单单会在孕后出现，有部分孕妇在妊娠 4 个月后，脸上便开始出现茶褐色的妊娠斑，但只要皮肤的油脂分泌充足，酸碱度平衡，新陈代谢顺利，怀孕时就不容易长斑。

此外，妊娠斑的产生与内分泌和情绪有着重大关系。因此，单纯采用美白产品来改善妊娠斑效果不是很明显。想要彻底祛斑，最关键的是要让自己快乐起来，这样斑点才会尽快消失。

还有就是如上文医生所说的"一定要做好防晒"，长有妊娠斑的皮肤很脆弱，每一次暴晒，即使皮肤表面没有明显变化，但在皮肤的底层都会留下受伤印记。黑斑的叠加会加剧黄褐斑，脸就更黑了。所以无论是孕期还是孕后，二胎妈妈们都应该使用安全的防晒产品进行防晒。

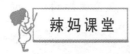

辣妈课堂

要想有效、彻底地去除妊娠斑，二胎妈妈除了要注意防晒外，还可以自己动手制作安全的中药面膜来进行日常护理。

（1）将柿子树的树叶磨成粉末，取 30 克，与 30 克白凡士林充分混合，制成外搽膏剂。每天睡前涂于长斑处，次日晨起后洗净。须连涂半个月至 1 个月才能奏效。或者用鸡蛋 2 枚、茯苓粉 30 克，取蛋清调入茯苓粉，再加适量水调成糊状涂于面部，20 分钟后用清水洗去。

（2）木瓜去籽，挖出瓤，在碗中捣烂。在碗中将蛋清搅打至多泡，与木瓜混合并加入南瓜和蜂蜜，充分搅拌后即可敷于面部。待 10 分钟后洗掉，出门前涂些防晒霜。

（3）把燕麦放入粉碎机中打成精粉倒入碗中，并加入奶粉。慢慢注水搅拌直至成乳状。将纱布块展开紧敷在面部，露出眼睛、鼻子和嘴巴，上面涂上足量的燕麦面膜，等待 15 分钟。在此期间，可洗一个热水澡，有助于加强面膜效果。

在平时的饮食中，尽量选择那些抗斑食物：含维生素 C 丰富的食物。

（1）猕猴桃。猕猴桃被喻为"水果金矿"。含有丰富的食物纤维、维生素 C、维生素 B、维生素 D、钙、磷、钾等微量元素和矿物质。

猕猴桃中的维生素 C 能有效抑制皮肤内多巴醌的氧化作用，使皮肤中深色氧化型色素转化为还原型浅色素，干扰黑色素的形成，预防色素沉淀，保持皮肤白皙。

（2）西红柿。西红柿具有保养皮肤、消除雀斑的功效。它丰富的西红柿红素、维生素 C 是抑制黑色素形成的最好武器。有实验证明，常吃西红柿可以有效减少黑色素的形成。

（3）柠檬。柠檬也是抗斑美容水果。柠檬中所含的枸橼酸能有效防止皮肤色素沉着。使用柠檬制成的沐浴剂洗澡能使皮肤滋润光滑。

（4）黄豆。大豆中所富含的维生素 E 能够破坏自由基的化学活性，不仅能抑制皮肤衰老，更能防止色素沉着。

（5）牛奶。牛奶有改善皮肤细胞活性，延缓皮肤衰老，增强皮肤张力，刺激皮肤新陈代谢，保持皮肤润泽细嫩的作用。

（6）带谷皮类食物。体内过氧化物质逐渐增多，极易诱发黑色素沉淀。谷皮类食物中的维生素 E，能有效抑制过氧化脂质产生，从而起到干扰黑色素沉淀的作用。

二胎妈妈的美腹计划

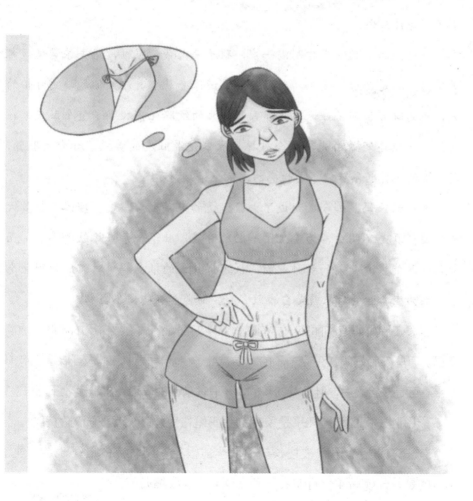

炎热的夏季已经到来，丽莎却要和自己钟爱的阳光、沙滩、比基尼暂别了，为什么呢？

一是她的二胎宝宝才刚满一岁，孩子没人帮忙照顾，想去旅游度假都是空想。二是产后一年了，丽莎的肚子还像套着个游泳圈似的，更可怕的是，她的腹部长满了妊娠纹，那弯弯曲曲的纹路几乎爬满了整个肚皮，在光线下纹路还泛着白光，完全破坏了原本光滑肚皮的美感。如今大肚腩、花肚皮的她再也不可能穿着性感的比基尼秀身材了。

曾经的辣妈，如今已变成了大腹便便的中年大婶，这心理落差得多大啊！丽莎真是不明白，为啥生第一胎的时候，肚子一条妊娠纹都不长，而且很快就能恢复产前的曼妙身材。怪不得身边的很多妈妈对二胎持观望态度，因为生二胎的后果就是自我毁容啊。丽莎真有些悔不当初。

很多二胎妈妈有和丽莎一样的感受，她们都在产后为了自己的大肚子烦恼不已。有些二胎妈妈在生完一胎的时候，肚子恢复得很好，基本可以接近产前水平。可是二胎之后，肚子就松松的，还有往前凸的表现，怎么也收不回去。

产后肚子松松垮垮几乎是所有二胎妈妈在生娃之后都要面对的事情。

首先，是因为子宫被拉长。即使孕前很瘦，刚生完的肚子也会下垂。幸运的是，分娩后4个月左右，子宫就会完全收缩归位。

其次，怀孕分娩会造成腹直肌分离。为了保护胎儿，母体在怀孕时会储备更多的脂肪，只有减掉这些脂肪，腹肌才有可能恢复硬挺。

最后，人的皮肤是有弹性的，但怀孕时肚皮会随着胎儿长大而尽可能伸展，分娩后也无法立即恢复成原先的紧致状态。

怎么做才能消掉肥肚皮呢？

第一，坚持母乳喂养。生产母乳会消耗卡路里，带娃其实也是个体力活。

第二，要管住嘴，要有健康均衡的饮食。抽点时间吃早餐，每天保证摄入 400g 左右的水果和蔬菜；选择富含纤维的食物，如燕麦、豆类、扁豆、谷物等；别抗拒淀粉食品，如面包、大米、意大利面（最好是添加纤维的全麦品种）或土豆。要特别提醒的是，分娩后过早急剧节食减肥会延缓恢复。

第三，做些温和的运动，在专业指导下做一些盆底肌锻炼。

第四，充分休息。

肚子瘦回去了，那肚皮上难看的妊娠纹还有救吗？

妊娠纹是皮肤拉伸、身体激素变化的产物。研究表明，白种人或肤色偏白、有家族史、胎儿过大过重、自己超重、使用过皮质类固醇药物的孕产妇，更可能被妊娠纹找上。

妊娠纹和体质、遗传等都有关联，但只要注意保养就能够在一定程度上帮助预防妊娠纹，保养应从孕前和孕后两方面入手。

孕前以提高皮肤弹性为主要目的，时常锻炼，适当地进行冷水擦浴，饮食上注意胶原蛋白的摄入。

孕后要做到以下几个方面。

（1）适度运动。坚持通过散步来增强改善自己的体质。

（2）均衡膳食。多摄入胶原蛋白来增加皮肤的弹性。减少糖分、脂肪的摄入，避免身体堆积过多脂肪。多食用富含维生素 E、维生素 A、维生素 B$_2$ 的食物。每天坚持喝一到两杯脱脂牛奶，多吃富含纤维的食物。多喝水，帮助促进皮肤的新陈代谢。

（3）控制体重增幅。怀孕期间体重增加是正常的，要保持每个月的增长在 2 千克之内，整个怀孕期间增加的体重维持在 11 ～ 14 千克。

（4）使用托腹带。托腹带能够有效地帮助减轻腹部的压力，对腹壁皮肤的拉伸有缓冲作用。

（5）涂妊娠纹霜。挑选合适的妊娠纹霜，坚持涂抹并进行按摩来保养好皮肤。

（6）产后要及早进行康复治疗。专业妇婴医院可以通过综合皮肤管理，利用专业设备配合按摩、离子导入等方法，作用于皮肤深层，刺激纤维组织再生，促进胶原蛋白合成，从而增强肌肤的弹性。同时连续利用机械压力作用于皮肤，收紧松弛的皮肤，改善皮肤微循环，达到有效分解色素，使肌肤恢复原本光泽的目的。

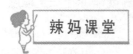

辣妈课堂

为什么很多二胎妈妈产后肚子总是收不回去？

这是因为在孕晚期，增大的子宫会将腹肌拉长，使两条腹直肌从腹白线的位置分开，大多数二胎妈妈的腹部肌肉都会出现一个空隙，这个空隙通常会在产后 4 ～ 8 周后逐渐闭合。对于一小部分女性，在怀孕期

132

间腹部肌肉可能会被过度拉伸，这种状况叫作"腹直肌分离"。

二胎妈妈是腹直肌分离的高发群体。随着年龄增加，腹直肌分离的危害也逐渐显现，不仅身材变形，而且腹部肌肉缺少力量，原本该由腹直肌负责的顶住腹部内器官和子宫的重担被背部肌肉分担，因而大大加重了背部脊柱的压力，因此许多二胎妈妈产后常常感觉腰酸背痛。

产后出现了腹直肌分离的状况，有恢复原状的可能吗？

生完孩子后，一般半年到一年的时间腹直肌会恢复原状，就如同一块弹簧失去外力拉扯到可以回归原形。但是如果碰上了巨大儿、羊水过多这样的情况，再强的弹簧也容易被拉得变形而恢复不回去。这时单纯通过做运动的方式虽然可以锻炼腹部肌肉，但是无法使分离的腹直肌恢复到原状，甚至一些妈妈在缺少专业指导的情况下盲目地做仰卧起坐，这使得腹直肌分离出现加重现象。

怎么判断自己有没有腹直肌分离呢？

有没有腹直肌分离，完全可以自测：选择仰卧位，两腿弯曲。露出腹部，左手放在脑后，右手食指和中指，垂直探入自己的腹部。将上身抬起，感觉到两侧的腹肌向中间挤压手指，如果你感觉不到挤压，那就试着把手指向两边挪动，直至找到紧张的肌肉。肌肉之间最远的距离，也就是腹直肌分离的距离了。

如何根据这个距离来判断腹直肌分离的状况是否正常？

（1）1指以内：正常状态。

（2）1～2指：需采取措施帮助恢复腹直肌。

（3）2～3指：必须重视了，指望腹直肌自我恢复已经没有可能，

133

需要通过运动改善。

（4）3指以上：应尽早去医院检查。

下面给二胎妈妈们介绍几个能够改善腹直肌分离的训练方法，改善腹直肌分离的训练是将核心部位往里收回，好像树的年轮一样，尽量将每一个圈向中心收拢。

（1）动作1：站姿收腹。背对墙面站立，将上身靠在墙上（保持中立位，后脑勺、背部、臀部贴在墙面上），双脚距离墙面大概30厘米。吸气准备，呼气，用腰椎去贴墙面，之后，吸气还原。每组10～15次，重复2～3组。

（2）动作2：跪姿收腹。四点跪姿，髋关节和膝关节垂直，肩关节和腕关节垂直，脊椎在中立位（胸椎自然后屈，腰椎自然前屈）。吸气，小腹自然放松；呼气时，用力将小腹向内收回。每组重复10～15次，做2～3组。

（3）动作3：跪姿伸腿。四点跪姿，髋关节和膝关节垂直，肩关节和腕关节垂直，脊椎在中立位（胸椎自然后屈，腰椎自然前屈）。吸气准备，呼气时右腿慢慢向后；吸气时右腿不动，呼气时慢慢把腿收回。完成4～6次，换另一侧重复。当可以很好控制身体后，开始进行交替伸腿的练习，每条腿伸出4～6次，重复2～3组。

在做恢复练习时，既可以选取单一动作练习，也可以变换动作串联起来。可根据每组的重复次数和动作多少适当调整。若坚持每天练习，2周左右就可以明显改善腹直肌分离的情况。当腹直肌分离程度降低后，可以慢慢开始幅度不是很大的躯干弯曲练习，但在恢复到2指内之前，避免做负重躯干扭转的动作。

二胎妈妈怎样正确催奶

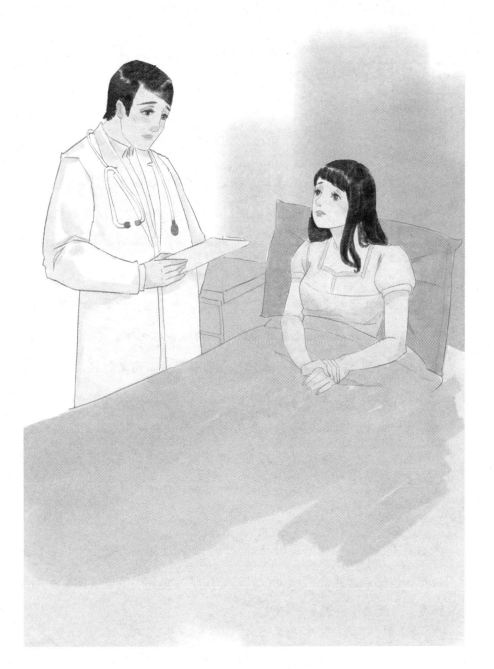

二孩政策放开后，由于产妇的年龄偏大，以及分娩时体力消耗过大、精神过度紧张等诸多因素，产妇产后缺乳现象较为常见。

不少二胎妈妈出现这一症状后选择通过按摩来缓解症状，丽云就是其中的一位。丽云产后请来了专业催乳师，每天定时给她进行按摩催乳。

可催乳师按摩了两天后，丽云缺乳的状况并没有得到太大的改善，这天晚上，催乳师在给丽云按摩时，非常用力地在她的乳房上拨弄着，她大声地喊疼，但催乳师却更严厉地说："别喊了，为了孩子你就忍忍吧，总不能让孩子饿着吧，产后初乳是最有营养价值的，再疼也得忍。"

为了孩子，丽云立刻闭嘴了，她忍着的眼泪在眼圈里打转。后来，乳汁是出来了，但她的乳房却越来越疼……

第二天一大早，丽云就感觉自己发烧了，而且右侧乳房肿胀疼痛难忍，到中午测量体温时，体温就到了39度。丽云赶忙唤来医生，结果被确诊为乳腺炎，医生坦言，如果丽云不立刻进行治疗，任情况严重下去的话，右侧乳房可能不保。

产后乳房按摩的确能够促进产妇分泌乳汁，但如果方法不对，造成的影响也是很大的，尤其是产后进行大力的按摩，稍有不慎就会使得孕妇患上乳腺炎，从而高烧不退。

因此，二胎妈妈要学会正确的按摩催乳手法。

（1）按摩前，妈妈需要先热敷一下乳房，尤其是有硬块的地方，多热敷一会，这样可以减少做按摩时的痛苦。在进行催乳按摩的时候，为了防止由于摩擦而导致的皮肤损伤，一般要先用香油或润肤露涂抹双手和乳房，然后再开始按摩。

（2）妈妈用一只手撑住乳房下面，用另一只手轻轻地挤压乳晕部分，让其变得柔软。用拇指、食指和中指垂直胸部夹起乳头，轻轻向外拉，一边压迫着尽量让手指收紧，一边变化位置，可以转 360°。

（3）妈妈用双手全掌由乳房四周沿乳腺管轻轻向乳头方向推抚，以促进血液循环，疏通乳腺管。如果乳房上有硬块，就应该从柔软的部位推向硬块部位，直到整个乳房变得柔软。最后用大拇指和食指在乳晕四周挤压一番，以便有效地达到催乳效果。

除了通过按摩催乳，二胎妈妈也可通过以下方法进行催乳。

（1）加强宝宝的吮吸。实验证明，宝宝吃奶后，妈妈血液中的催乳素会成倍增长。这是因为宝宝吮吸乳头，可促进妈妈脑下垂体分泌催乳激素，从而增加乳汁的分泌。

（2）补充营养。乳汁中的各种营养素都来源于妈妈的体内，如果妈妈长期处于营养不良的状况，自然会影响正常的乳汁分泌。哺乳期内可以选择营养价值高的食物，如牛奶、鸡蛋、蔬菜、水果等。同时，多准备一点汤水，汤水对乳汁的分泌能起催化作用。

（3）保持良好的情绪。分娩后的妈妈，在生理因素及环境因素的作用下，情绪波动较大，常常会出现情绪低迷的状态，这会制约母乳分泌。医学实验表明，妈妈在情绪低落的情况下，乳汁分泌会减少。因此，妈妈要调整好自己的心态，保持开朗乐观。家人也要创造良好的生活环境，多关心妈妈的心理健康。

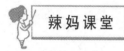

辣妈课堂

正确的催乳按摩手法是疏理肝气，巧用膻中、少泽和太冲这三个穴位也可以帮助二胎妈妈进行有效催乳。

（1）膻中：是任脉的穴位，气会，在两乳中间。它是气会，能疏通全身的气；经络所过，主治所及，自然能调整乳汁少的问题。

（2）少泽：是手少阳小肠经的井穴，能生乳、催乳、通乳。五输穴也是跟五行相配的，木火土金水里它是金穴，金克木，能泄肝木之郁，好比铁斧子能砍倒大树。肝郁解除，乳汁就通了。它在小拇指指甲根外下方0.1寸，用牙签尖刺激。

（3）太冲：肝经的原穴，是疏解肝气必选的穴位。在脚背大拇指和第二指结合的地方向后，脚背最高点前的凹陷处。

操作方法：最初三天多按膻中穴，直到按起来不怎么疼了，说明气通畅了；产后每天下午1～3点用牙签刺激两侧少泽穴2分钟，这时小肠经最旺，催乳的同时还能促进营养的吸收；记得睡前按揉两侧太冲穴3分钟。还要配合局部按摩催乳，先用热的毛巾敷一下，然后用木头梳子的背部，从乳房边缘向乳晕梳理，这样能帮助化解硬块。

另外，不要觉得乳汁少就让宝宝少吃，吮吸是一种良好的刺激，可以引起反射性乳汁分泌，因此，尽量让婴儿吸空乳房，以利于下次乳汁的分泌。用吸奶器也可以。

→ 产后胸部下垂如何恢复 ←

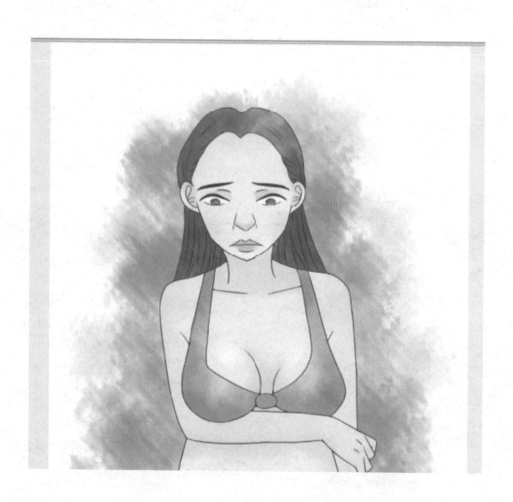

　　茜茜最近便是为了这个"胸部问题"和老公冷战呢！事情是这样的：某天晚上，茜茜穿着产前的那套蕾丝睡衣窝在沙发里看电视，此时，电视屏幕上播放着性感女星柳岩的一档节目，茜茜的老公不由自主地赞叹道："这女明星的身材还真不错！"

　　听到自己的老公夸奖别的女人，几乎是不会有几个老婆是淡定的。茜茜酸酸地说道："哼，这身材这么纤细，胸部却是高耸入云，根本不符合人体科学！"

　　女人心，海底针。茜茜的老公怎会明白这句话的深奥含义啊，于是便耿直地回了一句："你没生二宝之前，身材就和柳岩一样啊，虽说现在胸部有点下垂了。"

　　这个"愚蠢"的男人，怎么能对自己的老婆说这样的话呢？这不是自找没趣吗？果然，他的话还没说完，便被茜茜打断了："你说什么？你这话是什么意思？"茜茜的音量提高了八度，"好啊！你现在是嫌弃我的胸部变形了？你这狼心狗肺的东西，我为了二宝的健康，坚持给他母乳喂养，到头来，胸部变形了，下垂了，被你嫌弃了……"

　　茜茜一连串恶语劈头盖脸地朝老公砸过去。茜茜的老公也没料想到自己无心的一句话居然引发了家庭战争："你误会了，我怎么会嫌弃你呢？你永远是我心目中的女神，你今晚穿的这件蕾丝睡衣依然是那么合身……"

哎，覆水难收，现在解释什么都是徒劳，今晚，这个"耿直"的男人只能睡沙发了……

许多二胎妈妈就如茜茜一样，在坚持母乳喂养之后，乳房大都会出现不同程度的变形、下垂。

傲人的胸部是女性自信的源泉之一，拥有完美的乳房，是每个女人的梦想。然而，很多二胎妈妈在经过两次哺乳孩子的过程之后，乳房通常会出现下垂、缩小、大小不一、无弹性等现象，丰乳如魔术般消失，乳房非但不再挺拔，反倒比孕前还小，而且下垂像个袋子，这可令人丧气不已。

为什么断奶会导致妈妈胸部下垂呢？

女性乳房是由脂肪、腺体、导管以及少量纤维、皮肤组成的，在妊娠和哺乳期间，因为生养孩子的需要，乳房会发生膨胀，变得比以往更加丰满，此时的女性乳房腺泡非常多，脂肪含量也非常大，因此女性在怀孕之后胸部会变得更加丰满。而断奶之后，女性体内的雌激素会下降，同时乳腺体也会逐渐减少，乳房会出现萎缩、下垂的现象，再加上哺乳期间女性身体脂肪消耗大，乳房内脂肪也会大量消失，因此才会缩小下垂，而此时如果不注意，就会出现更严重的情况。

乳房代表着女人的曲线美，一旦乳房下垂，女性的性感与美丽指数会降低。二胎妈妈们绝不要放弃管理自己的身材，要做身材苗条的辣妈！

那么，产后胸部下垂能恢复吗？

其实只要掌握胸部干瘪下垂的恢复方法，二胎妈妈很快就能扫清因胸部不够完美带来的自卑感，再次塑造坚挺丰满的迷人胸部！

（1）合适的内衣。产后的二胎妈妈一旦没有注意内衣的穿着就无法正确恢复胸部，因为紧身的内衣会阻碍血液的循环，影响胸部的二次发育，而宽松的内衣则会加重胸部下垂的后果，因此，最好选用合适的内衣，这样可以增加胸部的弹性，使胸部更加坚挺。

（2）适度按摩。胸部按摩会加强乳房的血液循环，提高代谢能力，能使局部肌肉丰满且富有弹性。同时，按摩乳房能使人体自主神经系统活跃，脑下垂体分泌功能增强，从而促进胸腺发育。这样，乳房就会丰隆挺耸。每天早上起床前和晚上临睡前，分别用双手按摩乳房10分钟。仰卧床上，由乳房周围向乳头旋转按摩，先按顺时针方向，后按逆时针方向，到乳房皮肤微红时停止，最后提拉乳头5～10次。这样可以刺激整个乳房，包括腺管、乳腺脂肪、结缔组织、乳头和乳晕等；而且按摩可以丰胸，让胸部的肌肉变得更加紧实。

（3）坚持母乳喂养。女人在产后应该要坚持母乳喂养，通过宝宝的吮吸，刺激乳腺的发育，这样就能够恢复到以前的身材，缓解胸部下垂的情况，并且还能够帮助女人减少乳腺疾病发生的概率。

（4）营养补充。产后是急需营养的时候，但有些二胎妈妈可能会因为急于恢复身材，所以就会急着采取节食的计划，这样不但不利于健康，而且还有可能导致胸部严重下垂，所以尽量保证营养的正常摄取。要充分摄入蛋白质，这样可以帮助胸部发育。

（5）运动恢复。改善产后胸部下垂，最有效、最经济的美乳方法是健胸运动。通过锻炼胸部肌群及韧带，改善胸部皮肤松弛，让胸部恢复坚挺。

做法：抬头挺胸，伸直背部的肌肉，双手合十放在胸前，手掌互推保持相接，尽量撑开手肘，切忌摆动双肩，同时注意手心用力地相互推压，始终要保持胸部用力，如此大概推压 10 秒。

这个丰胸运动可以帮助二胎妈妈紧实胸部的肌肉，让胸部更加有弹性。在运动的过程中切忌驼背，需要胸部用力，需要双手用力互推，并且注意保持自然的呼吸。

 辣妈课堂

二胎妈妈吃什么可以保持胸部有弹性，防止产后胸部下垂呢？想要让乳房美丽，饮食很重要。二胎妈妈们可在平时多吃些卷心菜、花菜，以及含蛋白质丰富的奶制品、瘦肉、蛋类、豆制品等。除此之外，动物脏器、鱼、蛋、绿豆芽、新鲜水果中都含有丰富的维生素 B，这也是合成雌激素不可缺少的成分，而雌激素的分泌可有效地促进乳房和乳头的发育，使乳房逐渐隆起变得丰满有弹性。

下面为大家具体地介绍各种防止产后胸部下垂的食物。

（1）核桃和松仁：这两种食物富含维生素 E 和锌，尤其富含亚麻酸，这些元素可以延缓乳房衰老，并且富含蛋白质、矿物质、B 族维生素，是美容美发润肤的佳品。此外，玉米也富含维生素 E，是饮食专家推崇的健胸美胸食品。

（2）莴笋：莴笋是传统的丰胸蔬菜，与山药、鸡肝一起食用，能够很好地调养气血、促进乳房部位的营养供应，还能改善皮肤的色泽，使皮肤有滋润感。

（3）酒酿和枸杞：酒酿是非常传统的丰胸食品，其中发酵产生的酶类、活性物质和 B 族维生素有利于乳腺发育。除此之外，鹌鹑蛋中含有丰富的蛋白质、B 族维生素、维生素 A 和维生素 E 等，特别是蛋黄中的胆固醇对乳房发育更有利。而枸杞则是滋补肝肾的佳品，也是美容药膳中常用的原料。

（4）木瓜葛根茶：木瓜是公认的丰胸食品，味甘性平，与葛根搭配能增加丰胸效果，与红枣这样的补血养颜食品一起食用，具有消食健胃、滋补催乳、调经益气的作用。

（5）花生和黑芝麻：富含维生素 E，能促使卵巢发育和完善，促进乳腺管的增长，从而使乳房增大。

（6）黄豆、青豆和黑豆：它们都是有名的丰胸食品，富含蛋白质、卵磷脂等物质。鸡翅膀（尤其是翅中和翅尖）中富含大量的胶原蛋白，与黄豆同食，对丰胸十分有益，可以改善胸部下垂。

由此看来，很多日常的食物都有着防止产后胸部下垂的功效，因此二胎妈妈们可以在日常的饮食中有意识地增加对这些食物的摄入，这样可以得到明显的丰胸和美胸效果。

谨防产后忧郁袭来

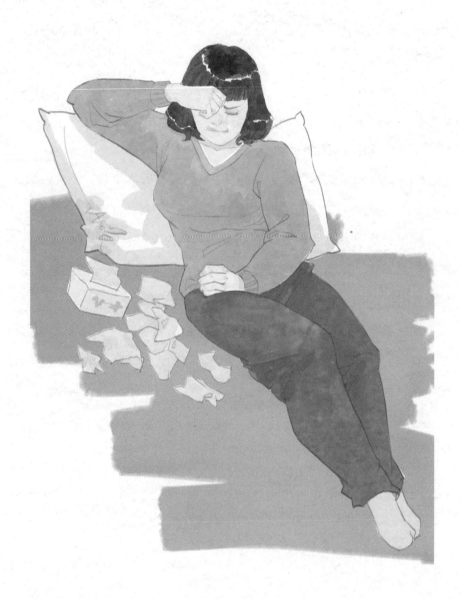

情景剧场

晚婚的露西，生大宝时 32 岁了，当时胎儿的情况不稳定，于是她辞职在家养胎，打算生完孩子后再好好找份工作。

大宝一岁多时，她试着和丈夫提出复出工作，丈夫却说先把孩子养大，他会赚钱养家。

终于，大宝三岁上幼儿园了，恰逢二孩政策开放了，全家人都劝她趁现在的空档期把二胎生了。露西想到自己如果先出去找工作再回来生孩子，一来一去年纪就大了。于是很快又怀上了第二个孩子。

本来，露西是一心想着二胎生完回去工作的。在孕期，她甚至开始有计划地准备简历。然而等二宝真的生下来，她才意识到自己想得太简单了。

147

大宝虽然上了幼儿园，但周末兴趣班、平时做手工作业，还有日常的陪伴，一个都离不了她。照顾二宝，露西也并没有想象中的驾轻就熟，毕竟年纪大了产后恢复慢，晚上频繁起夜、多抱一会孩子就觉得身体吃不消了。

每当露西和老公说起想去工作，他老公总泼冷水："你都全职几年了，现在出去谁还要你，你还能做什么？还不如好好待在家里做老妈子。"

当露西抱怨带孩子很累时，老公又会讽刺说："你这精力还想回去上班啊？就带孩子还整天嚷着累！"

露西不甘心，还是写好了简历投在很多网站上，结果都石沉大海。

带孩子的劳累，丈夫的不理解和不体贴，自己想重返职场的想法破灭……一系列的压力和焦虑压得露西喘不过气来，露西的脾气开始变得喜怒无常，她的情绪几近崩溃，情绪的杀手——产后抑郁症正向露西袭来。

现代女性大都是职业女性，如果是只生一个孩子，还可以在母亲或公婆的帮助下努力做到不脱产。但是生二宝的话，许多女性就被迫考虑做全职妈妈了。尤其是都市女性大都晚婚晚育，年纪到了，家庭事业一肩挑太吃力。

工作是现代人获得成就感和生命意义的重要部分，对于如露西那样因为要生孩子而不得不辞去工作的妈妈们来说，上班时那些令人懊恼的办公室琐事，在辞职后却变成了令人开心的事情。

有很多人觉得，头胎时遇到那么多问题都走过来了，生了二胎肯定会更轻松，然而，二胎产妇并不比头胎产妇更豁达，更擅长处理遇到的问题。相反，她们比第一次怀孕的孕妇更容易焦虑、抑郁。

随着全面二孩时代的到来，受夫妻关系紧张、经济压力增大、两个孩子的养育问题等因素的影响，产后抑郁症的发病率也较以往有所上升。但由于认识不足、耻于谈病，没有及时就诊和接受心理干预的产妇，还有可能走向扩大性自杀的极端。如曾被报道的"济南一位二胎产妇被产后抑郁症折磨，曾半夜拿刀对着熟睡丈夫""湖南湘潭一位 31 岁的妈妈因患上产后抑郁症，留下长达十几页的遗书，抱着两个孩子跳楼自杀"……

由于产后抑郁症是一种非精神病性的抑郁综合征，一般不需要药物治疗，因此及时发现产妇抑郁症并进行适当的心理干预至关重要。那么二胎妈妈应该如何直面产后抑郁症呢？

首先，我们要了解二胎妈妈更易患上产后抑郁症的原因：第一，产后休息不好；第二，二宝的到来，影响了工作生活；第三，有了一胎经验后，会缺少家人的支持，老人不帮带孩子；第四，丈夫的不理解、不体贴、责骂。

　　那么，二胎妈妈该怎么预防和治疗产后抑郁症？

　　（1）产后要保证充分的睡眠和休息，过度困乏会直接影响妈妈的情绪。尽量减少不必要的打扰，特别是亲朋好友的探视。同时，二胎妈妈的精神状态很不稳定，要避免各种精神刺激，尤其是敏感问题，如婴儿性别、体形恢复及经济负担等。

　　（2）早睡早起，早餐营养丰富，打扮整洁出门；不宜整日持续工作，每日加班不宜超过两小时；扩大生活圈子，多交工作以外的朋友，培养兴趣爱好，舒缓工作上的压力；做适量的有氧及户外运动。这些都有助于预防产后抑郁症。

149

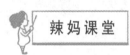

辣妈课堂

　　医学期刊《中国医学装备》刊登的一篇医学论文里，提到过一个这样的现象：针对一胎妈妈和二胎妈妈心理状况差异的随机调查显示，在家庭经济负担、孩子健康、夫妻关系、谁来带孩子等问题上，二胎妈妈都明显表现出了更多的担忧和焦虑。

　　而这些担忧和焦虑，很可能在二胎妈妈产后最脆弱的时刻，变成情绪杀手。据北京5家三级医院提供的一个调研数据显示，二胎孕妇产后抑郁症患病率高达34.71%。

如何勇于对抗产后抑郁将是二胎妈妈和二胎爸爸面对的最大挑战。

（1）作为妻子最亲密的丈夫，在妻子坐月子期间、带宝宝期间，多多体谅妻子，一起和妻子照顾好宝宝，多沟通、多交流。在家的时候，不要对妻子漠不关心只顾玩手机，不要做"低头一族"；不要只对宝宝热情却忽视了妻子，应该多问问妻子、关心妻子，了解妻子的现状，多帮助妻子排解情绪。

（2）除了多沟通、多交流，丈夫还可以多陪妻子玩，转移妻子的注意力，让其从高度紧张的照顾宝宝的状态中抽离出来，放松心情。

（3）爱美之心，人皆有之。在月子期间，妈妈们通常都会吃大量的补品，以保证奶水充足，殊不知吃过多的补品是很容易令人心烦气躁的。因此，家人们要注意合理搭配饮食，让妈妈多吃新鲜的蔬菜水果。

（4）自古婆媳关系都是中国的一大难题，特别是妻子产后，婆媳在坐月子、哺乳、育儿上很容易起冲突，因此丈夫更应积极协调好妻子和婆婆之间的关系。让妻子感受到来自丈夫的关爱和家庭的温暖。

（5）对于患上产后抑郁症的妈妈，虽然有家人的关爱可以解决一部分问题，但是自己的努力也很重要，知道产后抑郁症是怎么回事了，就要想办法努力摆脱它，告诉自己：不是因为生活真的很糟糕了，我们才心情不好的；不是因为周围人都在针对我了，我才过得这么不开心……我变得不快乐，只是因为产后抑郁症。

（6）如果中度或重度的产后抑郁症已经影响到妈妈和宝宝的健康，甚至已经影响到家人的正常生活了，这就需要寻求专业医生的帮助。产后抑郁症有一点和其他生理疾病一样，越早干预，越快治愈。

·›› 浅谈产后阴道的修复 ‹‹·

情景
剧场

这天，白丹反复考虑后，终于鼓起勇气给闺密拨了一个电话，她有满肚子的委屈和忧愁想要找人倾诉，如果再不找个倾听者的话，白丹感觉自己一定会疯掉。

电话拨通后，白丹便如倒豆子一般，向闺密打开了话匣子："生完了二宝，经过了大概两个月的休养后，我和老公想要恢复产前的生活，结果却不尽如人意。因为产后我的私处不再像往常那样水润敏感，老公感觉不到充实，我自己也很干涩不舒服。原来的兴奋与激动立马像被泼了一盆冷水，产后的好几次亲密接触就这样草草了事。还有，现在我甚至打个大喷嚏都能尿裤子，这简直无法忍受！我当初生二宝的时候，就不应该选择自然分娩。我该怎么办呢？二胎妈妈的牺牲也太大了吧，这是全身心地遭受毁灭啊……"

许多二胎妈妈在产后都会出现阴道松弛的情况，因为，在二次生产时，二胎妈妈的阴道弹性纤维再次被拉伤，难以恢复到产前状态，会出现更为严重的松弛的情况。

产后阴道松弛，轻者无明显症状。重者自觉下坠、腰酸并有块状物从阴道脱出，实为膨出的阴道前壁。长久站立，激烈活动后或增加腹压时块状物增大，下坠感更明显。若仅有阴道前壁合并膀胱膨出时，尿道膀胱后角变锐，常导致排尿困难而有尿潴留，甚至还会引起继发尿路感染。当阴道前壁完全膨出时，尿道膀胱后角消失，在咳嗽、用力屏气等增加腹压时会有尿液溢出，在医学上被称为"张力性尿失禁"。白丹产后出现的症状便是轻度的张力性尿失禁。

难道正如白丹所言，生二胎之后，身心都会受到毁灭性的损害吗？自然分娩会造成阴道松弛吗？产后阴道松弛还能修复吗？

有些二胎妈妈会和白丹一样，错误地认为阴道分娩会影响阴道的松紧度，其实不然，阴道是一个扩张性很强的器官，妈妈们再次分娩后只要经过近两个月的休整，阴道的弹性完全能够恢复到孕前水平。其实随着女性年龄的增大，体内激素水平不断下降，就算选择不怀孕的女性在50岁以后阴道也会出现自然松弛的现象。

（1）40岁以上的中老年女性。阴道自然老化，卵巢功能逐渐减退，雌激素量减少，肌肉张力下降，黏膜萎缩，阴道松弛、干涩，肌肉缺少弹性。

（2）人流、药流后的女性。女人在怀孕初期，阴道及盆腔的肌肉已经开始松弛。人流、药流手术时，阴道经过扩张而弹性减弱，术后排不干净的组织物在阴道褶皱及后穹内残留，撑大阴道内壁。

（3）性史超过三年的女性。女性30岁以后或性史超过3年，阴道因使用年限长、经常拉伸而老化松弛。阴道松弛宽大，刺激反应降低，阴道壁渗液减少，直接影响双方的性质量。

　　相信不少二胎妈妈听说过这样一种说法"剖宫产不会造成阴道松弛"，这其实是不准确的。阴道松弛实质上是盆底功能障碍性疾病的一种表现形式，不管是选择剖宫产还是顺产，怀孕的过程对女性的盆底本身就是一种损伤，只是多少和程度上的差异而已。

　　面对这么多不能避免的原因，二胎妈妈到底怎么做才能保持阴道肌肉紧致？答案很简单，坚持运动，特别是有意识地收缩肌肉，同时锻炼骨盆、臀部、大腿肌肉，也能大大提升下体的紧致度。生完第二胎后妈妈们只要不偷懒，每日坚持锻炼，相信恢复到孕前水平不是问题。

　　（1）屏住小便：在小便的过程中，有意识地屏住小便几秒钟，中断排尿，稍停后再继续排尿。如此反复，经过一段时间的锻炼后，可以提高阴道周围肌肉的张力。

　　（2）提肛运动：在有便意的时候，屏住大便，并做提肛运动。经常反复，可以很好地锻炼盆腔肌肉。

　　（3）收缩运动：仰卧，放松身体，将一个手指轻轻插入阴道，然后收缩阴道，夹紧阴道，持续3秒钟，然后放松，重复几次，时间可以逐渐加长。

　　（4）其他运动：走路时，有意识地绷紧大腿内侧及会阴部肌肉，然后放松，重复练习。

　　这些日常的锻炼可以大大增强盆腔肌肉和阴道周围肌肉的张力，帮助阴道弹性恢复，有利于性生活。除了恢复性的锻炼，产后妈妈还应该保证摄入必需的营养，保证肌肉的恢复。

153

辣妈课堂

　　大多数二胎妈妈，在产后性生活过程中，都会发现自己阴道有所松弛，其实这是正常的现象，因此千万不要为此懊恼，其实，只要做好相关保养措施，即可让阴道恢复如初。对于阴道修复的方法，二胎妈妈们可以在日常生活中进行实践，比如提肛运动、收缩运动、大腿内侧肌肉锻炼等，这些运动都需要坚持进行才会有好的效果，千万不要半途而废。

　　（1）阴道紧致的锻炼方法有以下几种。

　　① 平躺在床上（身下可以铺上小毛毯）；用鼻子深吸一口气，这时腹部就会慢慢隆起；慢吐气，松弛腹部的肌肉，每次做 5 ～ 10 回。

　　② 坐公交车站立时，二胎妈妈也可以偷闲做一下私密运动，双腿微分开，收缩两侧臀部肌肉，使之相挟，向大腿部靠拢，膝部外转，然后收缩肛门括约肌，使阴道向上提的方向运动。运动、走路或站立时，有意识地绷紧大腿内侧及会阴部肌肉，然后放松，重复练习。

　　③ 二胎妈妈仰卧在床上，放松全身的肌肉，首先将一根手指轻轻插入阴道内，然后收缩并夹紧阴道，每次动作持续 3 秒钟后放松，连续反复多次。新妈妈做收缩运动可以根据阴道的恢复情况逐渐加长时间。小便时进行排尿中断锻炼，排尿一半时有意识屏住小便几秒钟，忍着不排，让尿液中断，稍停后再继续排尿。如此反复，经过一段时间的锻炼，可以提高阴道周围肌肉的张力，阴道就变窄了。有便意的时候，屏住大便，并做提肛运动。经常做这一运动也可以很好地锻炼盆腔肌肉，让阴道尽

早恢复紧致。

④ 二胎妈妈将臀部放在床沿后仰卧，双腿挺直伸出悬空，不要着地，双手按住床沿，以防下滑，双腿合拢，慢慢向上举起，双膝伸直向上身靠拢，当双腿举至身躯的上方时，双手扶住双腿，使之靠向腹部。双膝保持伸直，然后慢慢放下，双腿恢复原来的姿势。如此反复 6 回，时间为 10 ～ 15 分钟，每天 1 次。

⑤ 二胎妈妈平躺在床上，双脚打开与肩同宽；双膝弯曲，使小腿垂直；将自己的臀部尽量向上抬高；此时将分开的双膝靠拢 3 秒钟，再将双膝缓慢分开，臀部轻轻放下，每次约做 10 回。

（2）深呼吸法：每天早晚在空气清新的地方，深吸气后闭气，紧缩肛门 10 ～ 15 秒，然后深呼气，放松肛门，如此重复。当习惯了以后，平时生活中都可以进行，不在于次数的多少，有时间就可以进行上述锻炼。经过一定时间的训练，盆腔肌肉的张力就会大大改善，阴道周围肌肉也就变得丰实、有力，阴道松弛就可以不药而愈了。

（3）阴道整形手术：有些二胎妈妈在分娩的过程中有遇到会阴侧切的可能性，因此会造成阴道严重撕裂、阴道口变大或阴道前壁外翻等状况，产后的阴道恢复会比较困难。考虑到会因此造成将来夫妻性生活不协调，影响夫妻关系。所以，建议产后女性可以进行阴道整形手术，通过医学来解决产后阴道松弛的困扰。同时阴道整形手术还有利于防治因盆底组织松弛而导致的子宫脱垂及阴道前后壁膨出等问题。

二胎妈妈严防产后肺栓塞找上门

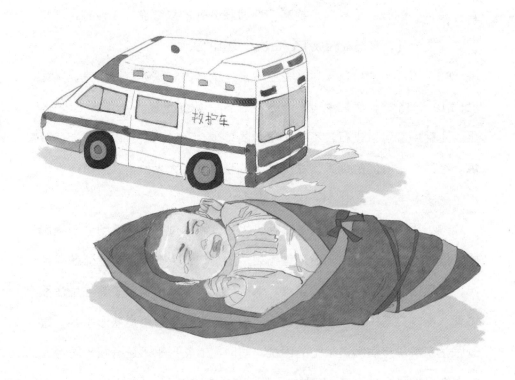

情景
剧场

某日，在某早报的显著位置刊登了这样一则让人痛心的新闻："刚刚生完二胎的高龄妈妈，夜里起床上洗手间，突然晕倒，120救护车赶到现场急救时，她已经没有了心跳呼吸，留下一个年幼的孩子和嗷嗷待哺的新生儿。"

到底是何凶险的疾病瞬间夺走两个孩子的母亲的生命呢？

夺命的是肺栓塞。肺栓塞是一种非常凶险的妇产科并发症，从发病到死亡往往只有几分钟时间，孕妇和产妇是高危人群，死亡率高达70%。随着二胎生育和高龄产妇的增加，肺栓塞的发病率有上升的苗头，不得不更让人胆战心惊。

据了解，肺栓塞发病率约为1‰～3‰，主要表现是呼吸困难，发绀。这种凶险的产科并发症以往并不常见，但近年来却因为高龄产妇和妊娠糖尿病高发等因素出现了上升的苗头。

那么，瞬间夺命的肺栓塞究竟是怎么发生的？

在怀孕期间，孕妇子宫变大，压迫腹部的静脉，导致血液回流受阻，常常会引起下肢及盆骨静脉曲张；此外在孕激素的作用下，产妇的血液往往呈高凝固状态，血液黏稠度高，如果再加上久坐、久卧，血液就会循环不畅，就很容易在骨盆或下肢静脉处形成血栓。这些血栓一旦崩落，就会随着血液循环到达肺，把肺动脉塞住，引起肺栓塞。

值得注意的是，产后患肺栓塞的概率比产前高15倍。

陈芳在 2019 年 5 月顺利生下了可爱的二宝，由于她是高龄产妇，因此她更为重视身体的调理，陈芳妈妈说生二胎比生一胎更伤元气，产后她在妈妈的指导下严格按照传统"坐月子"的观念，每天老老实实在家卧床休息，连一日三餐都是在床上解决的（上厕所除外）。产后 7 天，陈芳感觉左腿疼痛无力、稍微肿胀，以为是卧床太久，没有重视。第 9 天上厕所时，突然感觉胸闷、呼吸困难，没一会儿就昏倒在地。家人赶紧将陈芳送到医院，经过 CT 检查发现，一块血栓堵住了陈芳肺部的一条动脉，致使血液无法正常流过。正是这块血栓导致了陈芳呼吸困难、昏厥。医生诊断为产后肺栓塞，参与抢救的医生说："幸好及时发现并送到医院抢救，不然性命危险……"陈芳比开篇的那位二胎妈妈幸运，算是捡回了一条命。

夺命的产后肺栓塞多发生于坐月子期间，其死亡率高达 70%，从发病到死亡往往只有几分钟的时间，根本来不及抢救，可以说是猝不及防。

肺栓塞是孕妇的大敌，怎么预防这个沉默的"杀手"呢？专家给出了如下建议。

（1）不要久坐或久卧：刚生完二胎宝宝的妈妈在床上 4～6 小时后应该尽量下床运动，如果实在疼痛（特别是剖宫产的妈妈们），陪同的家属们可以帮产妇捏捏腿脚，让产妇保持血液畅通；坐月子期间，不要长期坐着或躺着，每隔一个小时得起来走动一下，或做一些有益的运动。

剖宫产的二胎妈妈，术后 6 小时内，应平卧、禁食；6 小时后，可侧卧、翻身；术后第 2～3 天可适当下床活动；伤口不疼痛时，可尝试做一些产后健身操；之后运动时间、运动量可根据体力逐渐增加。

顺产妈妈，产后 6～12 小时可起床活动。1 周后可以去户外散步活动，但要注意不要做太过剧烈的活动。

（2）注意饮食：月子里要比平时多吃一些富含蛋白质的食物，尤其是优质动物蛋白质，如鸡、鱼、瘦肉、动物肝等；牛奶、豆类食物也是二胎妈妈必不可少的补养佳品。但不可过量摄取，不然会加重肝肾负担，还易造成肥胖，反而对身体不利，一般每天摄入 90 ～ 95 克蛋白质就可以了。

饮食种类要多样化，不要偏食，粗粮和细粮都要吃，不能只吃精米精面，还要搭配杂粮，如小米、燕麦、玉米粉、糙米、赤小豆、绿豆等。这样既可保证各种营养的摄取，还可使蛋白质起到互补的作用，提高食物的营养价值，对新妈妈恢复身体很有益处。

（3）及时筛查：有高危因素（如高龄、肥胖、高血压、肿瘤等）的二胎孕妈妈，最好产前去医院做一项关于血液栓塞风险指标的检测，若检测出患有肺栓塞，须及时去医院就医，让医生提前进行干预，如打肝素等。

159

（4）留意蛛丝马迹：总的来说，肺栓塞几乎没有任何特异性的症状，发生前几乎无法预测，这也是这种病的凶险之处。二胎妈妈在孕期或哺乳期若发现左右腿大小不一，其中一只腿变粗变白，出现肿胀，务必及时与医院联系，但一定要注意别随意走动，要卧床等待救护车救援。

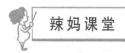
辣妈课堂

二胎妈妈该如何科学坐月子，远离产后肺栓塞的"魔掌"？

（1）什么是坐月子？"月子"只是一个通俗概念，它的医学术语叫

"产褥期"，是指胎儿、胎盘娩出后产妇身体和生殖器官复原的一段时间，通常为 6 ～ 8 周，即 42 ～ 56 天。

（2）产后为什么要坐月子？产前孕妇担负着供给胎儿生长发育所需营养的重任，母体的各个系统，包括子宫、心、肺、肾脏都要发生一系列变化，肠胃、内分泌、皮肤、骨、关节、韧带也都有相应的改变。以上变化都要在分娩后逐渐恢复正常，此外在分娩时产妇身体受到的损害也需要一定的时间恢复，这些恢复和器官的复原，都要经过"产褥期"的休息和调养才能实现。

（3）打破禁忌，远离产后肺栓塞的"魔掌"。传统观念里，产妇月子里不能出门，不能下地，不能沾水，不能刷牙……不能这个不能那个，百般禁忌。这些禁忌都是没有科学根据的，特别是产后不能下地活动这个坏习俗，让产妇更容易发生产后肺栓塞。

传统坐月子不让产妇下床，吃喝都得在床上，整整一个月，其实这是不正确的。产妇产后的确需要多卧床休息，少负重，以避免胃下垂、子宫脱垂。但是产后处于高凝状态，需要适当活动，否则容易发生下肢深静脉血栓、肺栓塞。

科学地坐月子，需要充足的休息，需要合理的饮食搭配，也需要配合科学的产后运动。

（1）护颈运动。在床上躺好，把头抬起来，用下巴紧靠胸部，这样来回反复，一天进行 10 次即可。在做这个运动的时候，身体的其他部位应该保持静止的状态。

（2）呼吸运动。这里的呼吸运动是指腹式呼吸，做这项运动的目的是加强腹部的肌肉锻炼，防止肌肉松弛。平躺在床上，把嘴巴闭起来，然后用鼻子吸气吐气，这样重复10次即可。

（3）会阴收缩。会阴收缩运动可以有效增强会阴的韧性，预防因为分娩而影响到性生活。会阴运动可以这样做：吸气并缩紧会阴和肛门周边的肌肉，闭气2～3秒之后，慢慢吐气，这样来回重复5次即可。

（4）提臀运动。提臀运动是为了让二胎妈妈尽快地恢复身形，躺在床上，把左腿弯举，脚跟触及臀部，大腿靠近腹部，伸直然后放下，左右交替即可。

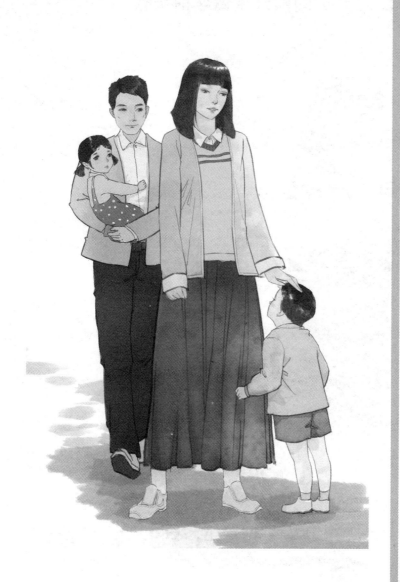

第四章　与熊爸爸、熊大宝一起成长

→ 向熊大宝做孕前报备 ←

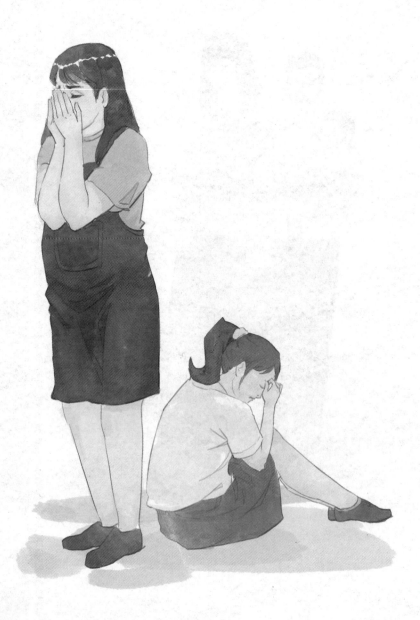

在是否要二宝这个问题上，安妮和老公基本达成了共识："趁着还不算高龄产妇，尽快再生一个。"可要不要二宝，绝不是他们夫妻二人便能决定的事情，她家的大宝可是投反对票的。

安妮的大宝是个 8 岁的小哥哥，性格很内向，平时都不怎么爱说话，可当他知道父母正在计划要二宝的事情之后，这位小哥哥居然破天荒地发表了以下这段长篇大论："我不想让你们再生一个弟弟或者妹妹。第一，你们之所以想要生二胎，是不是嫌弃我了？是不是觉得我是个笨小孩，没有达到你们的期望。可是，你们能保证生下的二宝和我不一样吗？第二，假如有了弟弟或者妹妹，你们一定不会再有时间陪我一起玩了，你们的时间一定会被二宝占据，就像叔叔和婶婶那样，他们现在根本没空管表哥，上星期表哥在网吧待了一天一夜，他们竟然不知道；第三，有了二宝之后，家里会花很多钱，而爸爸才挣那么一点儿工资，肯定不够我们一家人花的，难不成我要休学去捡垃圾补贴家用吗？第四……"

这孩子有理有据地分析了许多条"有二宝后的可怕事情"，着实让安妮夫妇大吃一惊，他们真不知道他们眼中的那个"呆呆"的大宝居然如此"深谋远虑"，如此抗拒父母再生一个宝贝。

《京华时报》曾对 100 个独生子女家庭的孩子做过这样一项调查："如果爸爸妈妈给你生一个弟弟或妹妹的话，你愿不愿意？"

支持者仅占 42%，也就是说，近六成的孩子反对父母再生一个宝宝。

支持者中，很多孩子表达出对弟弟或妹妹的渴望，他们并没有意识到弟弟或妹妹的到来意味着什么，只是想多一个玩伴而已。

而反对者的反对原因却是各式各样："如果有了弟弟或妹妹，爸爸妈妈就没那么疼我了""弟弟或妹妹爱哭闹，太麻烦，会吵到我""爸爸妈妈工作很辛苦，我怕爸爸妈妈照顾不过来""我现在都读中学了，如果妈妈再生一个弟弟或是妹妹，我根本无法和那个小家伙进行沟通"……

某电视台还做过这样两则报道：全面二孩政策放开后，某对夫妻有了再生一个的打算，而得知父母要生二胎，15 岁的女儿十分抗拒，并威胁父母说："你们敢生二胎，我就给你们生外孙！"最后这对夫妻吓得不敢生二胎了。

44 岁的肖女士好不容易怀上了二胎，13 岁的女儿雯雯却百般不愿意，相继以"逃学""离家出走""跳楼"相威胁。在女儿尝试用刀片割手腕后，怀孕 13 周零 5 天的肖女士到医院终止了妊娠。

孩子们的想法对于家长来说，是重要的参考，但是也不能因为孩子的反对就马上否定生二胎的想法。害怕爱被分走爱的心态是小孩子的正常反应，一开始没有弟弟妹妹时，小孩子普遍有这种担心。一旦有了弟弟妹妹并相处一段时间之后，孩子的负面情绪会慢慢消失。从长远来看，这种变化产生的正面效果远远大于孩子的不良反应。

想生二胎的父母需要做的是，让孩子慢慢接受并一起期待弟弟妹妹的到来，并以各种行动让孩子知道：弟弟妹妹并不会分走爸爸妈妈的爱，反而会多一个新的家庭成员来爱他陪他。

生二胎需要考虑很多因素，而其中最重要的一点是，如何跟大孩子进行有效的沟通，并处理好两个孩子的关系。

（1）要告诉孩子真实的情况，不要撒谎。如"有个小宝宝在妈妈的肚子里，等他长大一点儿，他就会成为我们家里的一份子"，不要用"妈妈肚子不舒服，所以会鼓起来"来骗他。

（2）当孩子意识到另一个孩子要出生时，他可能会觉得没有安全感，必须花一点时间让他接受新宝宝的到来。比如，他可能会暗自担心父母和他玩的时间会越来越少，可能不再那么爱他，甚至认为新宝宝会睡在他的小床上。给第一个孩子更多的拥抱和微笑，告诉他新宝宝也会非常爱他。

（3）让老大对孕育过程也持有积极的态度，觉得他在和妈妈一起做一件将会很有成果的事，而不要让他觉得妈妈一心只想着肚里的宝宝。

（4）即使不舒服也要在孩子面前表现出好的状态。老大是二胎妈妈的一个挑战。二胎妈妈不可能再像怀第一个孩子时那样娇气地呕吐、抱怨、想歇着就歇着了，面对老大，妈妈哪怕装，也应努力呈现出一个好的状态。不舒服的时候，用具体的症状来回答孩子的"为什么"。别只是笼统地说是因为"弟弟"或"妹妹"，这会让很关心妈妈却又不懂其中道理的老大对折磨妈妈的任何人怀有敌意。

（5）出生后，处事要公平。不要总是让老大把他的东西分给弟弟或妹妹，比如他的小床或玩具。不要给孩子过多的压力，强迫他懂得自己应该是一个"大孩子"了。

爸爸妈妈们在计划生二胎之前，一定做好和孩子的沟通，让孩子明白"接收"和"宽容"，抚慰孩子的心灵，而且要付之于行动，不能让孩子感

167

觉到有了弟弟或妹妹后，父母的爱减少了，对他们不重视了，爱要唯一，而不要均一，理解并帮助孩子调整心态，从而让孩子高兴地接受新生命的到来。劝诫所有的父母，不要用自己的想法去代替孩子的想法，你认为的好却带给孩子无尽的伤害，那就太得不偿失了。

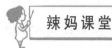

辣妈课堂

168

很多父母在决定生二胎之前并没有和大宝好好地沟通过，这会导致大宝对这个家庭的新成员有诸多不满和抵触心理，轻则赌气闹脾气，重则还会做出伤害二宝的事情。

所以生二胎不仅是夫妻二人的事情，而且是整个家庭的事情。在生二胎前，父母们一定要向大宝做好"报备"。至于父母们如何向大宝做好"报备"，要根据大宝的年龄特点来决定。

（1）学龄前幼儿。学龄前的幼儿因为年纪小，不知道要二胎对他们意味着什么。孩子越小，告诉他真相的时间应该越晚。最好不要一开始就把妈妈肚里已经有了小宝宝的事情告诉孩子，可以在自己的腹部引起他注意之前，同他讨论这个问题，然后非常平静地告诉他将有一个小弟弟或小妹妹。

因此，父母可以试图通过讲故事的方式，以更加具体、形象的方式向他传递家中即将多一位家庭成员的信息。同时还要说明小宝宝的到来不会夺去爸爸妈妈对他的爱，而且"分享不意味着他的利益受损"，他的小床、玩具都还是他自己的。

（2）小学期间的孩子。读小学的孩子接触面比学龄儿童要广得多，理解能力也更强，因此，父母除了要告诉他们小宝宝对他们的利益不会产生威胁外，还要向他们讲解有个弟弟或妹妹与他们分享也是件快乐的事情。除了和孩子直接沟通外，对于学龄前幼儿和小学期间的孩子，父母可以尝试带着孩子到已经生育二胎的家庭里做客，让孩子看看有两个孩子的家庭生活是什么样子的。这期间，让孩子自己自然而然地体会到"两个人一起玩比一个人玩更开心""两个人做伴不孤单"等父母想要向孩子传递的信息。这往往比父母单纯的说教更容易让孩子从心理上理解与接受。

（3）青春期的孩子。孩子到了青春期后会比较叛逆，父母如果告诉他们要生二胎，他们可能会表现得更加逆反，或者存在"生了小宝宝，你们就去管他，别来烦我"的孤立想法，一旦今后父母再来管他，孩子的脾气就会变得很大。对于这个时期的孩子，父母在沟通时更应该多从孩子的角度考虑问题。可以告诉他们，等父母老了以后，家里的大小事他们可以两个人商量着办，两个人来分担，压力也可以分散。

总之，生二胎不仅仅是夫妻之间的事情，作为家庭的一员，大宝有权利参与讨论决定，父母要充分尊重孩子的意见。千万不可使用语言暴力解决问题，也不可在没有征得大宝同意的情况下就怀了二宝。

二胎家庭如何教育两个孩子

情景
剧场

170

尽管知道养二胎会给自己的生活带来很多变化和烦恼，但安琪仍然跟随着二胎大潮勇敢要了二胎，她的初衷很简单，因为亲身经历了老公作为独生子女的种种弊端，特别是双方父母生病的时候，弊端体现得更是明显。所以，安琪和老公达成共识，必须生二胎！

可随着她家二宝"小蘑菇"的到来，家里的确是热闹了，可头疼的问题也接踵而来，大宝奇哥开始时不时和小蘑菇争风吃醋，有时候会因为妈妈无意说的一句话，一整天都不吃饭，生闷气。来自孩子间的小矛盾看似很幼稚，可实际上，妈妈的很多无心之举已经深深伤害了大宝的心。

这天，奇哥因为不让小蘑菇动自己的玩具而受到了安琪的批评："你怎么当哥哥的？你应该爱妹妹呀，你要懂得分享。"

奇哥嘟着嘴说道："我就不乐意分享，上回她把我的画画本弄了好多口水，这次谁知道她还能干出什么坏事来！"

奇哥的模样让安琪忍俊不禁，而这时小蘑菇进入撒泼状态，一个劲儿地在边上哭闹，嘴里一直含糊不清地嘟囔着："哥哥坏，哥哥坏……"

"就不给你，就不给你，哼……"奇哥边说边朝着小蘑菇做鬼脸。

小蘑菇那个急啊，但她小小的身躯怕是对付不了大个子的哥哥，于是，她攒足底气，发出最高分贝的号哭声。

瞧着这两个小淘气，安琪开始有点悔不当初了，手心手背都是肉，她不知如何是好了。

相信很多二胎父母对孩子们的教育问题都如安琪般苦恼不已，二胎父母的精力有限，如何高效地完成对两个孩子的教育工作，是值得所有二胎父母深思的问题。其实，面对两个孩子的教育，最关键的原则还是公平。

（1）公平地对待每个孩子，不要偏心任何一个孩子，偏心会严重伤害其他子女的感情，严重者甚至会产生心理创伤。

（2）家长在教育孩子的过程中，应该注重儿童行为品德的养成，培养孩子们谦让、爱分享的性格，同时要训练孩子的沟通交往能力。

（3）不要在孩子面前将他们进行比较，比较会伤害两个孩子之间的感情，容易引发他们之间的竞争和嫉妒。

（4）协调平衡两个孩子之间的关系，避免出现长子指挥幼子的情形。

如果家里的大宝和小宝两天一小吵，三天一大吵，整天拌嘴，二胎爸妈该如何正确解决孩子间的矛盾呢？

（1）孩子吵架后首先要弄清楚吵架的原因。

（2）接下来分别找两个孩子谈话，找出整天拌嘴的根源，询问孩子们是否对对方有意见，旨在从根本上解决问题。

（3）根据孩子说的原因进行总结，看看是不是自己教育得不到位，如果是的话一定要加强教育。

（4）向两个孩子灌输这样的观念：两个孩子同是家庭的一份子，都是父母的宝贝，要彼此相爱，好东西应该和家人一同分享，好玩的应该和兄弟姐妹一起玩，这才是好孩子。

除此之外，很多二胎父母经常会偏爱一个孩子而冷落另一个孩子，这种偏心对孩子来说不公平，不仅会让孩子彼此之间产生间隙，也会使被忽视的孩子心灵受到创伤。那么，如何避免偏心呢？

（1）要公平对待两个孩子。父母经常会不自觉地对乖巧、成绩好的孩子偏心，而冷淡对待顽皮、成绩差的孩子。如果要避免偏心，父母一定要公平地对待两个孩子，不应该因为其他原因对子女厚此薄彼。

（2）家长不能对孩子进行人身攻击。父母应该完整地接受自己的孩子，包括接受他们的缺点。如果孩子在某方面表现不佳，不应该把孩子和其他孩子做比较，更不能对孩子进行人身攻击，否则孩子敏感的内心是可以感受到父母的偏心的。

人们常说"快乐的日子很容易让人淡忘，但是痛苦的日子却很容易让人记忆犹新"，小时候父母偏心一个孩子，会让另一个孩子恨上父母，而且还会讨厌自己的手足，甚至发生暴力事件。父母对小的比较偏心，总是要求大宝礼让二宝，这会让大宝感觉非常委屈，时间长了大宝会嫉妒甚至是讨厌二宝，这就不利于两个宝宝之间感情的交流，同时也会影响亲子关系。

每一个父母都能给一个孩子百分之百的爱，爱不是数学题，不是说生了两个或者多个孩子，爱就变成了百分之五十甚至更少，请告诉每一个孩子：你拥有爸妈全部的爱！

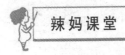

辣妈课堂

　　当大宝和二宝之间产生矛盾的时候，爸爸妈妈们是否会注意安抚大宝的情绪？如果没有好好安抚大宝的话，他很有可能会觉得原本属于自己的爱被二宝抢走了，甚至会产生怨气，并把怨气转移到二宝身上。所以，安抚好大宝显得尤其重要，可以从以下几个方面来安抚好大宝。

　　（1）通过讲故事、看电影、带孩子们外出郊游等方法引导大宝从心底接受家里的新成员——二宝，孩子的占有欲是很强的，同时敏感程度也十分高，很多家庭的大宝都会对二宝有所抵触，因为父母的注意力分散到了二宝身上。

　　一旦两个孩子有矛盾，爸妈肯定会先批评老大。这种偏心的行为，往往会在大宝心中造成无法消弭的伤害。

　　（2）和大宝一起给二宝起名字，让大宝觉得自己是有参与到二宝出生的过程的；平时带孩子们外出的时候，不妨让大宝帮助妈妈照顾二宝，让他意识到自己是哥哥或姐姐，他能够帮妈妈分担带二宝的辛劳。

　　（3）与大宝进行一次认真严肃的谈话，告诉孩子爸爸妈妈不会因为生下弟弟或妹妹而减少对他的爱，而且，他还会得到弟弟或妹妹的手足之情。

　　（4）不管父母对二宝的到来感到多么欣喜，或者觉得大宝已经可以独立，都一定要照顾大宝的情绪。往往教育二宝的时候，我们的心情的确比教育大宝要轻松得多。我们很少因为二宝在一些小事上的表现不尽如人意而焦虑，对他的各种选择也宽容很多。尽管这样，在家里，父母也不能让二宝成为"宇宙中心"，要让大宝也有受宠的时候，也有特权。孩子之间如果发生矛盾，要公正处理，不要偏向老二。

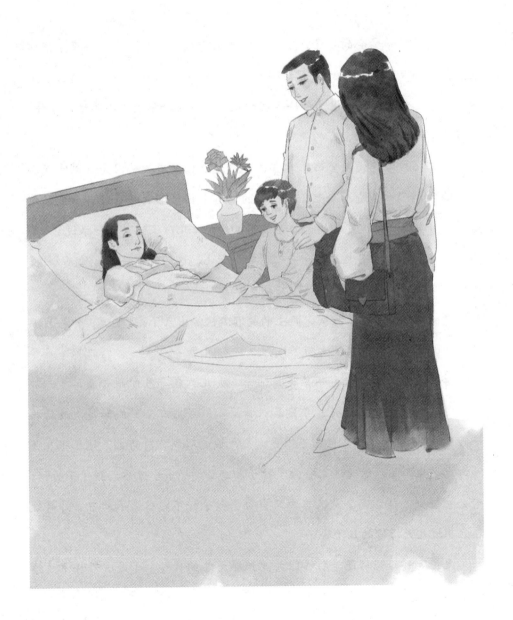

熊爸爸，请珍惜为你生二胎的熊妈妈

又到了同学聚会的日子，班长灵儿因为刚生了二胎，首次缺席了同学聚会。在那天的聚会中，大家都超羡慕灵儿能凑个"好"字，酒过三巡之后，大家便开始相互调侃，都快奔四的人了，要生赶紧生，再不生"零件"不好使了！有的心动，有的淡定，有的纠结！

第二天，婷婷代表全班同学去医院看望这位老班长，因为是剖宫产而且年龄又大，所以灵儿看上去挺虚弱的，看着摇篮里的胖娃娃好喜爱，看着宝妈好心疼，旁边灵儿的老公傻傻的乐着，灵儿白了她老公一眼说："要不是为了他，我才不生呢，他一心想要个女儿，这回可高兴了！你不知道，我这第二次怀胎十月可以说是险象环生。"

身旁的老公不住地点头，脸上的笑容都快溢出来了："嗯嗯，你给我添了一个闺女，你算是立了大功了！"

婷婷虽有羡慕，但也不禁暗暗唏嘘，灵儿到底有多爱她老公，才心甘情愿受这个罪生个二胎呢？孕期各种折磨，胖成熊二，丑成翠花，最后挨一刀！婷婷突然觉得，自己不够爱老公，最起码到目前为止，她压根儿还没考虑过生二胎。想想这几年为了孩子和老公闹了多少矛盾，孩子不听话，老公管得少，自己完全是又当爹又当妈，孩子好不容易上了初中，婷婷现在只想过几天清静的日子……

无论怎样，婷婷还是打心眼儿里佩服灵儿的勇气，于是，婷婷清了清嗓子，对灵儿老公郑重地说道："请珍惜这个躺在病床上为你生了二胎的女人，不是所有的女人都能做到，这需要莫大的勇气和魄力，更彰显了一颗深爱你的心和为这个家庭奉献一生的决心！"

正如婷婷说的那样，每一个男人都应该珍惜、关心为你生二胎的女人，很多二胎妈妈在产后都会出现诸多的情绪问题，二胎熊爸爸对二胎熊妈妈该如何做到真正的体贴和关心呢？

（1）多包容。产后的一些二胎妈妈会在心理上出现一种不接受的状态，因为产前和产后是不一样的生活，所以在一定程度上有些熊妈妈是接受不了的，带孩子是一件很辛苦的事情，更何况很多二胎妈妈需要带两个孩子，每天都没有正常的饮食时间和休息时间，特别在哺乳期间，会经常无法睡完整的觉，这个时候很容易崩溃。而此时，熊爸爸请多给熊妈妈一些包容，因为在此时的你真的没有办法帮助她，喂奶这种活真的只有你的妻子可以去做，真的很辛苦，如果她时常发脾气，请一定要多包容！

（2）多陪伴。在产后的这几个月，甚至一两年内，基本上很多的二胎妈妈都是没有自由可言，想吃的不能够吃，想睡觉的时候不可以睡，想玩的时候玩不了，这时候的熊爸爸一定要多陪伴身边的熊妈妈，没有人是不喜欢自由的，中国现在存在太多的丧偶式婚姻和教育，多陪伴妻子，多陪伴两个孩子，让熊妈妈感受到你是爱她，爱这个家庭和两个孩子的，这样熊妈妈的心理才能够得到慰藉，她才会觉得为你生儿育女是正确的、值得的。

（3）多花点钱。在产后的一两年中，很多的二胎妈妈会越发地注重打扮自己，因为熊妈们都想抓住青春的尾巴，把自己打扮得年轻漂亮些，要

177

知道现在没有几个女性不爱美，不想过得洒脱，但熊妈妈为了生二胎失去了很多本该享受的快乐，因此，请熊爸爸多给自己的妻子花点钱，让她能够在心理上得到满足，得到安全感和存在感！

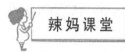 **辣妈课堂**

很多二胎妈妈在产后会有一种自己"落后了"的负面情绪，而与外界多沟通则有助于产后负面情绪的疏解。此外，丈夫的关爱不能少。生产后，丈夫要及时洞察妻子"被冷落"的心理变化，并用实际行动关爱妻子，珍惜那个为你生二胎的女人，具体做法如下。

（1）陪说话。多沟通、多交流是预防和缓解二胎妈妈产后产生不良情绪的最有效方式，和二胎熊妈妈最亲的人就是熊爸爸了，所以，每次下班回家，不要对妻子漠不关心，不要只玩游戏或只对宝宝热情而忽视了妻子，一定要多陪妻子说说话，如问问今天身体怎么样，有没有特别想吃的，心情如何，等等。多了解妻子的现状，多帮助她。

（2）陪玩乐。陪玩乐的主要目的是转移二胎妈妈的注意力，不再将注意力集中在两个孩子或者烦心的事情上。不要用传统的方式对待产后的二胎妈妈，不能干活、减少工作、少出去聚会，这些都会使二胎妈妈越发地感觉到生活乏味单调，从而加剧不良情绪的产生。熊爸爸可以抽时间陪熊妈妈一起看看综艺节目，做做简单的家务，做做适当的运动，让她感觉到你的关心和爱护。

　　（3）陪吃饭。多关心妻子的饮食。生完二胎后，熊妈妈通常都会吃大量的补品，殊不知这些食物很容易令人心烦气躁，失眠焦虑。所以建议丈夫多为妻子搭配一些清淡食物，多吃新鲜的蔬菜水果，多喝温开水，给妻子最贴心的呵护。可以买点玫瑰花茶给妻子喝，中医认为，玫瑰花味甘微苦、性温，能够温养人的心肝血脉，疏解体内郁气，起到镇静、安抚、抗抑郁的作用。多让妻子吃些鱼肉，吃鱼可改善精神状态，因为鱼肉中所含的脂肪酸能产生类似抗抑郁药的作用。

❦ 探析熊爸爸的产后抑郁症 ❦

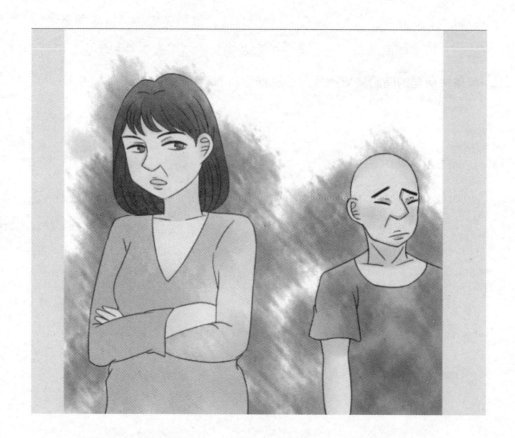

最近，朱迪发现自己老公的情绪很低落，时常一个人陷入沉思，甚至还会一整夜地不睡觉，在阳台吸烟到天明。老公的变化让朱迪很憋屈："老娘拼了老命生下二胎，不但没有得到你足够的体贴和呵护，还得了为了你的情绪低落而担心，我真是倒了大霉了。"

就这样，朱迪越发地对老公不理不睬，她心想：我现在哪有心思管他，二宝日常的吃喝拉撒都让我焦头烂额了。

这天，在朱迪得知老公辞掉了工作，准备和朋友去西藏旅行的事情之后，他俩发生了多年婚姻生活中最为严重的争吵……

只见朱迪拍着桌子，指着丈夫的鼻子骂道："你心里还有没有这个家？还有没有我？我才刚生完二宝多久，你居然辞掉工作，想着去西藏潇洒走一回！你这个狼心狗肺的东西，你这个没良心的废物，你生存在这个世界上简直就是浪费空气……"

朱迪把自己能说出的脏话都说出来了，可人家愣是没回嘴。这越发地点燃了朱迪的怒火，她随手操起身边的杯子朝丈夫扔了过去，只听"咣当"一声，杯子碎了一地，再看看丈夫的脸，竟被杯子砸出了一道鲜红的大血口。朱迪慌了神，竟不知如何是好。

"打也打了，骂也骂了，这下你痛快了吧？"丈夫用手捂着伤口，平静地问道。

"你没事吧？疼吗？"朱迪怯生生地询问着。

丈夫摇摇头，继续用很平稳的语气说道："我现在根本感受不到生理上带来的疼痛，我已经麻木了。如果再不出去走走，散散心的话，我恐怕会情绪崩溃，到时候会更伤你和孩子们的心。自从你怀上二宝之后，我的神经都是紧绷着的，我对你百依百顺，忍受你的无理取闹，忍受你发脾气时的恶毒谩骂。我一直在压抑我的情绪，如果此时我再继续若无其事地去工作，继续这样的生活，我也许会疯掉的！"

丈夫的这番话让朱迪震惊不已，她甚至一时半会儿都接不上一句话，莫非那个好脾气的老公患了抑郁症？

女人产后容易抑郁，男人同样会出现抑郁心理，只是被关注得比较少而已。男性总是喜欢隐瞒自己的情绪，其实有时候内心比女性要脆弱。尤其是一些比较关键的时期，更需要多加注意。

182

二胎妈妈生产以后，又有一个新生命来到自己的生活中，二胎爸爸虽然看着很开心，但是内心更多的是焦虑和不安。究其原因如下。

第一，有些二胎爸爸对生二宝缺乏足够的心理准备，突然间又多了一个孩子会使家庭开支大幅度上升，使其经济压力增加。对一些低收入者，更易造成冲击，使他们时刻处于担忧中。一旦失业，对男性的精神打击将更大。这在某种程度上增加了男性出现产后抑郁的可能。

第二，作为丈夫，二胎爸爸除了上班挣钱外，回家还要照顾妻子和两个孩子，休息不够，睡眠不足，时间一长，就可能产生心烦意乱、身心俱疲的感觉，进而导致产后抑郁的出现。

第三，有了二宝之后，二胎妈妈越发会把大部分精力放到孩子们身上，丈夫可能在心理上会产生较大的落差，有的妻子生育后在性方面冷落了丈夫，处理不好也容易引起男性情绪低落，产后抑郁也就由此而生了。

　　这就是二胎爸爸在自己的妻子生产以后容易产生抑郁、焦虑等不良情绪的原因。针对这种不良心理，二胎爸爸要积极调节，以免影响自己和家人。不妨和自己的妻子多沟通，说出心中的担忧，这可以有效缓解和预防妻子产后男人的抑郁心理；跟其他的爸爸们多交流，谈谈各自的体验，吐槽一下有二孩儿后生活有什么不同；坚持锻炼身体，保持健康的饮食习惯；关于照顾孩子的事情，尽力而为就好，不必抱有太大的期望，若患上产后抑郁症，要及时就医。

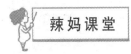

辣妈课堂

　　听到"产后抑郁症"这个词，很多人的第一反应就是身边某某女性朋友刚生产后的一系列举动，但产后抑郁不是女性的专利，二胎爸爸们也会产后抑郁，没想到吧，他们既没有怀胎十月，又没有经历痛得死去活来的分娩，怎么就会产后抑郁呢？

　　产后抑郁症是妇女在生产孩子之后由于生理和心理因素造成的抑郁症，症状有紧张、疑虑、内疚、恐惧等不良情绪，极少数严重的会有绝望、离家出走、伤害孩子或自杀的想法或行为。产后抑郁症并非女性专利，男性也容易在孩子出生后患上"产后抑郁症"，且这一比例高达10%，仅比女性低4%。而更多男性虽未发展到抑郁症的程度，但也可出现不同程度的紧张敏感、焦躁不安等情绪，并可伴有体重增加、头痛失眠、食欲不振、对许多事情都提不起兴趣等症状。专家指出，产后抑郁症危害男性的程度在加深，应多加警惕才是。

一般而言，很多二胎妈妈产后或多或少都会把相当部分的精力花费在两个孩子身上，精神依托也会从丈夫身上转移到孩子身上，从而对丈夫的亲切和柔情也减少了。这样的变化对于二胎妈妈来说或许无可厚非，但对于二胎爸爸却是一种打击。一些感情破裂的个案有时并非因为婚外情、第三者，而是由产后抑郁症所引发。男人患上产后抑郁症的常见表现有以下几种。

（1）自我评价低。因为男人总是有莫名的荣誉感与自豪感，自我评价低是很少见的。照顾孩子这件事情，使男人们充分有了无力感。照顾宝宝与妻子时总是笨手笨脚什么也干不好，他们会为自己的无能感到羞愧。

（2）暴力倾向。患上抑郁症后，男人会脾气暴躁，甚至会出现家暴的倾向，有的行为不仅会伤害到家人也会伤害到自己。

（3）情绪不安。焦虑烦躁、坐立不安、失眠、消化不良等症状对身体有严重的影响。

那么，二胎爸爸怎样才能走出产后抑郁呢？

首先，要做足心理准备，一方面是在二胎宝宝出生前，争取学更多的育儿知识，不能再以新手爸爸的标准来要求自己了；另一方面，二胎宝宝刚出生后的一段时间里，要注意自身的心理调节，明白一时的困难是必然的，不必烦恼。

其次，多与亲人朋友沟通，把自己的苦恼向别人倾诉，寻求帮助。

最后，主动向专业人士求助，找出症结所在，必要时到医院接受正规治疗。

产后"亲密接触"那些事

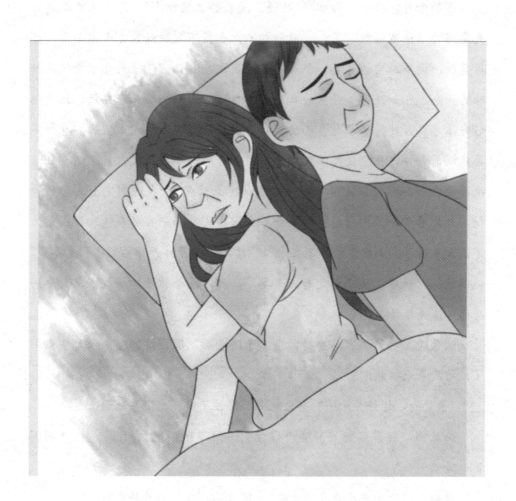

　　怀胎十月，终于"卸货"，经过了漫长的"禁欲期"，终于又可以进行夫妻间的"亲密接触"了，可丽莎却怎么也提不起兴致来。生完二宝，产后复原，调整二宝的作息，令人痛苦的夜奶期都让丽莎每天处于紧张又忙碌的状态，在如此身心劳累的状态下，其实比起和老公亲密接触，她更想好好休息。另外，丽莎对自己的产后身材有点自卑，生完二宝后，身材不再跟以前一样，体重变重，皮松了，肉垂垂的，小腹又大，甚至还有妊娠纹，要在老公面前裸露身体，她想想就有点难受："我这副完全变形的身材，老公看了会做何感想呢？他会不会露出失望而嫌弃的表情？抑或是为了让我不难过，而故意装作不在乎？"总之，丽莎对产后的那些"夫妻事"能躲就躲。她想，反正都是老夫老妻了，都是两个孩子的妈妈了，夫妻同房的事情并非什么要事。

　　这天晚上，好不容易安排两个孩子睡着后，丽莎仿佛整个人都累散架了，她疲惫地躺到床上。

　　"亲爱的，你好美……"老公从身后搂住了丽莎，温柔地调情道。

　　而此刻，丽莎只想好好睡个安稳觉，她不耐烦地敷衍了一句："别闹了，睡吧……"

　　谁知老公的手并没放弃"攻势"，轻轻地抚摸着丽莎的皮肤。

　　丽莎用力地打了一下老公的手，生气地说道："我都累死了，哪还有心情和你胡闹？你再吵我，小心我一脚把你踢下床！"

被丽莎这么一骂，老公的兴致全无，他扭过身，背对着丽莎，不再作声。

难道生了二胎后，夫妻之间那些事就变得不再重要了吗？

答案自然是否定的。

对于二胎爸妈而言，如果长时间没有性生活，特别自律的男性可能不会寻求婚外性压力的释放，会抑制住自己的性要求，但是到了产后如果还是没有恢复性生活，时间长了可能会影响家庭的稳定。此外，长期没有性生活对男性性功能也是有负面影响的。

那么，如何避免产后性生活的雷区，保持高质量的性生活？

（1）产后夫妻生活，丈夫应该对妻子有更多的理解。丈夫要知道妻子这时候性欲不高是心理和生理变化的原因，性生活的和谐需要双方沟通，互相去适应去调节。

生孩子后，身材不再跟以前一样，妻子要在丈夫面前裸露身体会觉得很害羞，这时候丈夫就需要帮助妻子重建自信心，不断赞美妻子，甚至鼓励妻子一起去运动，让妻子恢复自信心。

男人是视觉动物，而女人是感觉动物。夫妻之间的事也不是一方开心就好，特别是妈妈在产后又特别敏感。因此男人在做时，要给女人爱的感觉，这对女人来说很重要，不要让妈妈们感觉身体被利用了，这才会让老婆觉得产后夫妻亲密有意义。

从疼痛角度来说，丈夫一定要明白，动作要轻柔，不能光考虑到自己的满足，妻子虽然是产后了，但是还没有恢复到完全正常的状态。

（2）不要急着恢复性生活。在很多人看来，坐月子的时间是 30 天。要是到了 30 天，恶露已经排完，是不是意味着可以同房了呢？

不！"坐月子"在医学上称为"产褥期"，通常持续 6～8 周的时间（42～56 天）。产褥期同房，最坏的结果就是导致"产褥期感染"。

在医疗水平尚不发达的年代，很多女性闯过了生孩子的鬼门关，却未能躲过这个病。直至现在，"产褥期感染"仍是孕产妇死亡的常见原因之一。

所以，为了产后妈妈的身体健康，再心急也要忍一忍。

再者，这里提到的"产褥期"不是一个刻板的时间点。每个人身体恢复的情况不一样，最好进行产后身体检查，在医生告知身体恢复状态良好，子宫、阴道等情况良好后，才可以开始同房。而剖宫产的妈妈则要花更多的时间身体才能康复。因为剖宫产除了要等子宫、阴道等部位的修复外，还需等待手术伤口愈合。

（3）夫妻之间要学会及时沟通。有时候，一方提出"亲密接触"要求被拒绝了，如果两个人从来不就这方面去沟通，这就为产生隔阂埋下了种子，对家庭稳定和夫妻感情来说特别不好。

一些二胎妈妈担心老公看到自己不再貌美如初了，同房时会不由自主地遮遮掩掩，很难放开，没法进入状态，于是不可避免地就出现了"性冷淡"。

要想解决这个问题，除了二胎妈妈自身要努力恢复身体，保持良好的状态外，二胎爸爸也要多安慰和理解，多点鼓励，告诉她："你的身体发生改变，只是因为生了两个宝宝，这是一件很伟大的事，我并不觉得难看。"

如果男人连这点都做不到，甚至还"泼冷水"，那就不能怪另一半性冷淡了。要知道，性欲之门，是可以靠语言来打开的。冷言相向只会导致老婆的"性趣"降到冰点！

很多性问题开始的时候都是小问题，良好的沟通非常重要，如果不去沟通，不去共同调解适应，最后真有可能发展成家庭的大问题。

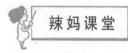
辣妈课堂

产后性生活该注意哪些事项呢？

产后身体需要一个恢复的过程，性生活也是产后恢复的一个重点内容。性生活是夫妻生活的一个重要部分，但是很多二胎妈妈们忽视了性生活的调理，下面就为二胎爸妈们介绍一下产后性生活的注意事项。

（1）把握性生活恢复的最佳时机。产后 6 周后，二胎妈妈应进行全面检查。如果生殖器官恢复得很好，同时心理也准备好了，这时就是恢复性生活的最佳时机。

（2）切忌在产后提早进行性生活。提早进行性生活会引发很多妇科疾病。如果有阴道裂伤及宫颈撕裂，或会阴侧切术等，还容易发生疼痛、出血及器官损伤等状况，影响伤口愈合。而且，二胎妈妈体内的雌激素水平低，阴道内干涩、弹性差，提早开始性生活容易损伤阴道。

（3）产后第一次"亲密接触"要小心。二胎妈妈的子宫颈及阴道口分泌的润滑液比较少，因此，产后第一次"亲密接触"时，丈夫应多一些浪漫温柔的"事前戏"，行房时一定要动作轻柔，不要急躁。由于丈夫禁欲时间较长，容易动作激烈，引起会阴组织损伤、出血。

（4）产后开始性生活勿忘避孕。许多意外妊娠，就发生在产后的头几个月。因为从产后21天起，一些二胎妈妈已有可能开始排卵，这时如有性生活就很可能再次怀孕。因此，不要等到经期恢复才开始避孕，在来月经的前两周左右往往会出现排卵，如不采取避孕措施可能就会受孕。从产后恢复性生活开始，不管月经是否来潮，都应采取有效的避孕措施，切不可抱有侥幸心理。

（5）有了两个宝贝照样愉快地进行性生活。进行性生活时，二胎宝宝有可能突然醒来，搞得二胎爸爸妈妈失去兴致。有的二胎妈妈甚至觉得，性生活时太享受性快感，不去管宝贝的存在，没有一个二胎妈妈的样子。因此，性生活时总是心神不定，没法集中精神。其实，二胎夫妻必须把产后的"亲密接触"重视起来，进行自我调整。比如，可以在宝贝睡觉较长的时间里行房事，或把宝贝暂且托付给长辈或保姆照料。夫妻二人应给自己的身心一个完全放松的机会和时间，重享无拘束的性生活，这样才有利于身心健康。

（6）产后阴道松弛可以通过锻炼恢复。一些二胎妈妈经过适当治疗和充分休息，阴道弹性又能恢复到孕前状态。然而，更多的二胎妈妈经过两次生产，产后出现阴道松弛，导致性感受力降低，同时也影响丈夫对性生活的兴趣。缩肛运动可纠正阴道松弛，方法为先深吸气后闭气，同时像忍大小便似的收缩肛门。可连续做10～20次，休息一会儿再重复做；或做排尿中断锻炼，即排尿一半时忍住，让中断排尿，稍停后继续排尿，如此反复进行。经过一段时间的锻炼，阴道松弛现象就会得到改善。

　　以上为二胎爸妈们介绍了产后性生活要注意的六大要点，希望二胎妈妈们注意调养，尽快恢复健康，适应产后的性生活。

孩子是给老人带还是自己带

情景剧场

　　瞧见身边的朋友都纷纷怀上二胎了，李莉也有点心动了，可一想到孩子生下后没有老人帮带这个关键问题，李莉又犹豫了。李莉的老公倒是很体贴妻子，他认为在生二胎这件事情上，应该由妻子做决定，因为他深知李莉独自带大宝时的艰辛，生孩子不是一件简单的事情：二胎生下来由谁来带？生下来后，妈妈是否还能继续工作？两个孩子的养育重担肯定更多地放在妻子身上，所以，李莉丈夫对是否要二胎持保留态度。

　　与李莉的情况不同，周雪的老公倒是很盼望家里能尽快添个二宝，他最近常常在周雪耳边念叨："我妈特别喜欢孩子，她和我说了，只要咱们要二胎，她保证帮我们把二宝带得好好的，不会让你受一点儿累。"

　　可周雪却有点不乐意，虽说老人能搭把手带孩子，但一想到自己从此以后要和婆婆共同生活在一个屋檐下，她就感到不痛快，因为之前婆婆给带大宝的那段日子里，婆媳之间的小摩擦、小矛盾可谓是层出不穷，如果二胎生下来的话，同样的问题肯定会再次出现，周雪实在不愿意重蹈覆辙。

但如果二胎生下来后，由自己带的话，那就意味着自己的职业生涯将被终结，身边这么多二胎妈妈，大多都在生完二宝后辞掉工作，专心带娃了。在生二胎还是不生二胎这两者之间，着实难以选择。

从二孩政策颁布以来，身边的妈妈都纷纷怀上二胎。但是孩子谁来带，成了很多人感到纠结的问题。

假如做全职妈妈，你会为放弃事业感到不甘心；如果把孩子托给老人，你会为了不能陪伴孩子感到内疚；把孩子托给老人照顾，不免会和老人在养育孩子的问题上出现争执和摩擦，这就势必影响夫妻之间的感情。

每个家庭都有每个家庭的情况，孩子到底是自己带还是给老人带，应该怎么选？

继续自己带孩子，还是让老人带孩子，再或者是找保姆带？这个选择题的答案并没有"正确"或"错误"之分，唯一的标准是：是否合适，合适才是最重要的。

假如你选择自己带孩子，老人的到来对你的生活并没有带来更多的益处，这个时候，你要学会拒绝老人要帮忙的意愿，不要感到愧疚，坦然地说出你的想法，但是记住要先真诚地感谢，并时常记得跟老人打电话沟通感情，不要让这件事情成为彼此之间的芥蒂。

而希望老人来帮忙带孩子的二胎妈妈，你就要放下生活习惯和育儿观念的分歧，做好沟通磨合的准备。无论何时，终归是一家人，多一个人来爱你的孩子不是一件很好的事情吗？

综上所述，无论是选择自己带孩子，还是选择让老人帮带孩子，二胎妈妈们都要做到以下两件事情：第一件事，一定要向老人表达感谢。无论是否请了老人帮忙带孩子，都要感谢老人的无私奉献。老一辈的经验虽然不能照搬，但是还是有很多值得学习和借鉴的地方。现在我们照顾孩子的方式跟以前会有很多不一样，将来我们的孩子也会有自己照顾孩子的方式。所以由己及人，在面对和老人育儿观念发生分歧时，请更耐心地去沟通。第二件事，问问自己的内心。你还在为让谁带孩子而犹豫不决的话，不妨问自己这样几个问题：① 你认为现阶段带孩子对你来说是不是最重要的事情？② 你是否放心让其他人照顾孩子？③ 你是否会很在意孩子对其他人比对你更亲近？④ 错过孩子成长中的重要时刻是否会令你难过？⑤ 你和你的另一半目前工作时间是否比较灵活？⑥ 你的另一半是否愿意帮你分担家务和照顾孩子？⑦ 你的精力是否足够应付一边工作一边带孩子？⑧ 家庭经济情况是否允许你暂时停止工作？⑨ 你是否介意暂停工作对事业发展带来的影响？⑩ 家人是否倾向于让你放弃工作做全职妈妈？⑪ 比起工作，你觉得自己是否更适合待在家里？

回答完这些问题后，相信你应该已经在心里做出了决定。

总之，不管是找家里老人带孩子，还是自己带孩子，都有其优缺点。只是，找家里老人带孩子，当遇到不是事关原则性的东西时，还是尽量与老人减少争执，毕竟家和万事兴，而自己带的话，会让自己的生活变得比较忙乱，不管怎样都不要忘记，父母才是孩子成长过程中最好的老师，父母的言行举止，时刻影响着孩子的成长。

辣妈课堂

　　二胎宝贝到底该由谁来带最好呢？其实老人带孩子也有老人带的好处，自己带也有自己带的好处，不同的家庭可以结合自己的实际情况，仔细衡量，再做决定。

　　（1）老人带孩子的优点：① 老人育儿经验丰富。老人在养育孩子的过程中，具有非常丰富的经验，作为过来人，他们在孩子的不同阶段都知道怎么样去应对，更多时候，老人是家里的坚实后盾，老人帮自己带了孩子，自己便可以安心在外工作。② 老人有更加平和的心态。职场竞争激烈，很多二胎妈妈生了孩子后都放弃了自己的工作，到孩子长大再入职的时候却发现自己已经跟不上或者融入不进去了，很容易将工作当中那种紧张的情绪带回家。但是，祖辈们已经脱离了那种激烈竞争的社会环境，他们的心态相对比较平和，也更容易跟孩子建立比较融洽的关系。

　　（2）老人带孩子的缺点：① 教育观念过时。时代不同，教育方式与观念都不一样，老人更愿意采用传统的方式，对于一些有创造性的方式，老人一般不太愿意去尝试。② 过度溺爱。隔代亲，在老人与孩子相处的过程中尤为明显，过度的溺爱与放纵，会让孩子从小目无尊卑，总是以自己为中心，这对孩子以后的成长会有很大的影响。③ 包办全部事情。他们总感觉孩子还小，什么事情都给孩子弄好了，或者不舍得让孩子动手，从小让孩子过着衣来伸手饭来张口的日子，让孩子缺少锻炼，不利于发展孩子的独立能力。④ 老人跟不上孩子的节奏。随着年龄的增长，孩子活动范围会更大一些，有些老人身体条件不太好，带孩子出去经常会有些力不从心，跟不上孩子的节奏。

（3）自己带孩子的优点：① 方便母乳喂养。坐完月子后，在家带宝贝，二胎妈妈的身心能够获得充足的休息，不会有工作上的担忧。母乳喂养更方便，不会因为工作压力使奶量减少，也不会有母乳存储以及喂养等问题，对妈妈而言好处多多。② 照顾更细心，增加宝贝的安全感。自己带宝贝时，不管是在衣食住行还是知识教育上，比任何人带都会更认真仔细，对宝贝的个性发展也有着不可比拟的优势。妈妈怀宝贝时，近 10 个月的共同生活会让彼此的心亲密无比，任何看护人都无法取代。妈妈能给宝贝本能的安全感，宝爸能在宝贝 1 岁半后引导宝贝独立地探索外部世界，形成独立的安全感。③ 亲子关系发展会更好。自己带宝贝能够增进相互了解，有利于宝贝的成长。不会由于上班时间长，只有节假日才能与宝贝相处，妈妈也不会抱怨宝贝和自己不亲。宝贝在 4 个月至 3 岁这段时间是与主要照顾者建立亲密关系的重要时期，妈妈的专心陪伴和互动可以促进亲子关系更和谐，宝贝和妈妈会更加亲密。④ 宝贝的成长过程，妈妈能亲自参与。宝贝的成长发育如果自己能够参与，想想都是一件特别高兴的事。随着时间的推移，宝贝慢慢长大，开始有很多的第一次，第一次会站起，第一次会坐下，第一次叫妈妈，第一次……

（4）自己带孩子的缺点：① 思想压力大。自己辞去工作在家专门带孩子，主要的精力都会放在照顾孩子上，与职场生活基本脱节，一些社会价值观认为妈妈在家专门带宝贝是对家庭没有贡献的，妈妈会觉得，没有成就感，可能会造成忧郁而使心情恶劣。还有可能因为控制不住自己的情绪对宝贝有所影响。② 经济压力大。二宝出生后有太多的地方需要用钱，婴儿用品是一笔不小的开销，这时家庭成员多了一个，但是分担经济压力的人少了一个，经济上的重担就全放在宝爸的肩上。

197

念好"婆媳关系"这本经

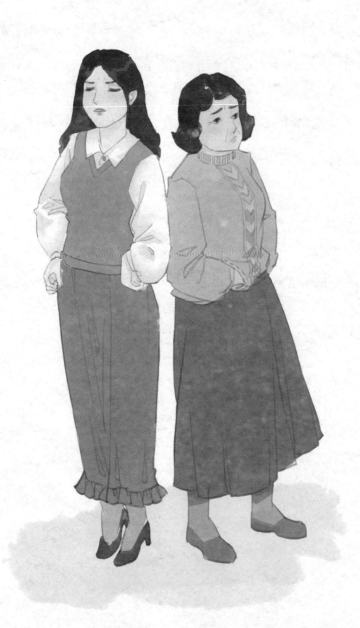

情景剧场

二胎妈妈媛媛和婆婆关系恶劣，老公是个"妈宝男"，现在的她最想做的事就是离婚。

媛媛在一家公司做会计，大部分时候能按时上下班，但月底年末就很忙。大女儿读大班，小儿子一岁半，平时由公公婆婆帮忙带。

婆婆今年五十多岁，为人非常强势，完全没有界限感，什么都要拿主意，什么都要干涉。

媛媛和婆婆最大的分歧是关于孩子的教育。

婆婆带小儿子在小区玩，常常给孩子随地把尿，媛媛每每提出这是不文明的习惯时，婆婆总是嗤之以鼻："不就是给娃娃把尿吗，哪里不文明了？"

婆婆带孩子去超市到处试吃却不买："又没有人看见，怕什么！"

婆婆带大女儿去肯德基，总是放任孩子大声喧闹，满餐厅乱跑。

无论媛媛如何向婆婆传达科学育儿的理念，婆婆总是一句："我没用这些方法，不是一样把儿子养大了吗？"

媛媛很想回一句："你都把你儿子养成什么样了呀！"可终究还是忍了。

媛媛老公什么都听他妈妈的，一个三十多岁的大男人还总把"我妈说"挂在嘴边，让媛媛非常不满。她无比害怕自己的儿子将来也像他爸爸那样，成为一个唯唯诺诺没有主见的人。

前不久大女儿半夜发高烧，婆婆却不让媛媛及时带去医院治疗，坚持

199

让孩子在家里用"土方法"进行物理降温，谁知折腾了半天，孩子的高烧非但没退，还出现了抽筋现象，幸亏最后及时赶到了医院进行治疗，要不然后果将无法想象。

媛媛为此和婆婆大吵了一架。就这件事而言，很明显是婆婆做得不对，但令媛媛感到寒心的是，老公还是那句话："我妈那样做自然有她的道理……"

媛媛也想过全职在家带孩子，但是她老公一个人的收入撑不起整个家。因此在未来很长一段时间内，她都不得不与强势的婆婆共处，度日如年！在更漫长的时间里，她不得不与懦弱的老公结伴，毫无盼头！这样的婚姻，媛媛觉得实在没有持续的必要了……

常言道"家家有本难念的经"，其中一本就叫"婆媳经"。在许多二胎家庭中，两代人之间的矛盾和冲突，最明显和最常见的出现在婆媳关系上。婆媳关系使不少人一提起就摇头叹息。

怎样念好这本"难念的经"，使得婆媳和睦，更利于两个孩子的成长呢？这当然不会有什么"标准答案"，但这里却有几点意见可供参考。

首先，做媳妇的要尊重、关心婆婆。据有关方面调查，现在多数家庭是媳妇"执政"，因而在解决婆媳矛盾中，媳妇负有首要的责任。做媳妇的要注意尊重、关心婆婆，遇事多和老人商量，尽量做到"经济公开"，并定期或不定期地给婆婆一些零用钱。每逢时节，或婆婆生日，要记着给婆婆准备点礼物。平时媳妇给自己的母亲送吃的、用的，最好同时给婆婆准备一份。要照顾到老人的生理心理特点，经常做一些婆婆爱吃的食物，一家人同桌吃饭，要注意先把好菜给婆婆，不能只顾自己的孩子和丈夫。要尊重、关心婆婆，还必须学会适应婆婆。婆婆大多是从旧社会过来的，思想上、生活上、习惯上有时难免带些旧的痕迹。媳妇思想较新，常常不易理解婆婆的习惯，故一些举动常会引起婆婆的反感，从而引起婆媳不合。在这种情况下，媳妇要注意控制自己，尽量照顾老人的性情和习惯。

只要不是什么原则性问题，就要尽可能地使自己的举动符合老人的心意。必要时，甚至迫使自己迁就老人的某些习惯。等得到婆婆的欢心后，再用巧妙的办法将老人的一部分旧习惯慢慢改过来。这样，婆媳关系就会和谐融洽。

其次，在处理婆媳关系当中，儿子的作用是至关重要的。婆婆和媳妇在前几十年是毫无关系的，只因为她们共同爱着一个男人而成为一家人，所以婆媳关系并不是婆婆和媳妇两个人的关系。

很多老公似乎都有"天下无不是的父母"这种观念，并且喜欢将这句话挂在嘴边，以示他们对父母的尊敬和孝顺。尤其在老婆受了委屈后，这句话出现的频率是最高的，明知老妈有错，却只敢对老婆说："天下无不是的父母，她再不对也是我妈，你就多忍忍吧！"于是老婆们一腔怨气无处宣泄，只得暗自伤心垂泪。女人们在这种家庭中，因得不到老公的保护，对老公的爱会渐渐消退，直至对婚姻失望，有的可能会逃离婚姻，有的可能会从忍让转向反击，最终让处在这种关系中的每个人都伤痕累累。

作为二胎家庭的核心、顶梁柱，老公们在生活中务必做到以下"三个请"。

（1）请不要当着自己父母面对老婆呼来喝去或命令她为你做任何事。有些男人没跟自己老妈住的时候，什么家务活都干，一旦有父母在跟前，便开始威风起来了，不但不再干家务，而且喜欢对老婆呼来喝去，支配老婆做这个做那个，好像不这样，不足以在他父母面前显示他是个"老爷们"。

男人在父母面前使唤自己老婆，表现得盛气凌人，好像很有面子，但这种行为，不单让自己老婆感到累，也是在暗示父母，或者你父母会理解为：你对老婆根本就不屑一顾，老婆在你心目中根本没有什么分量，所以你才这么不尊重她。你想想，连你都这么不尊重你老婆，你还指望你父母尊重这个媳妇吗？

（2）请别当着自己父母或家人跟老婆吵架。天下没有不吵架的夫妻，吵架也是很多夫妻交流沟通的一种方式，但吵架也是最伤害夫妻感情的，尤其是当着父母的面吵架，不但伤害夫妻感情，同时也会伤害自己父母跟另一半的感情。

许多父母都希望看到儿子媳妇能够和和美美地过日子，如果听到儿子媳妇吵架，他们会很伤心难过，或者认为他们的存在影响了你们夫妻的感情，认为自己对你们而言是个累赘，更有甚者会认为是媳妇不想赡养自己故意跟你吵架撒气，并会因此跟媳妇产生隔阂。

（3）请不要顾忌老妈会吃醋，便不敢在老妈面前表现出对老婆的尊重与关爱。许多夫妻不在父母跟前的时候，是非常恩爱的，男人会毫不犹豫地表现出对老婆的怜惜与疼爱，日子过得甜蜜而温馨。甚至有的男人会心甘情愿地替老婆倒洗脚水，可一旦老妈在跟前，连一杯开水都不敢给老婆倒了。相反还要求老婆为自己干这干那，以向老妈表明自己能够"镇得住"老婆，满足老妈"我的儿子很能耐"的虚荣心。

　　追根究底，是因为男人们没有弄清楚两个女人对他的爱是完全不同的两种爱（一种是亲情，一种是爱情，它们并不是对立的，不是非此即彼的），潜意识里以为自己的爱给了一方，另一方便会吃醋。

　　家家都有一本难念的经，婆媳向来是"天敌"，所以想要处理好婆媳关系，熊爸爸和熊妈妈不妨尝试以上给出的方法和建议，相信能够缓解婆媳之间的关系！

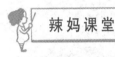

辣妈课堂

　　中国的婆媳矛盾自古就有，婆婆和媳妇几乎成了"天敌"。如何让这对"天敌"化敌为友，二胎妈妈们不妨努力做到以下几点。

　　（1）经济要独立。现在的女性经济是一定要独立的，经济独立了在家中才会有话语权，因为父母都会心疼自己孩子挣钱辛苦，女性如果经济也独立了，就会在很大程度上避免婆婆的操心和埋怨，而且有了经济条件才能够让生活变得更好，毕竟"贫贱夫妻百事哀"。

　　（2）理解和忍让。在人和人的交往中，最重要的就是理解了，两个人都相互理解才能够很好地相处，婆媳是两代人，生活习惯和观念都是不一样的，所以在相处的过程中我们一定要理解和忍让，婆婆是长辈我们要去尊重。

　　（3）不要去争吵。在相处中千万不要去和婆婆争吵，有时候婆婆是做得不对，尤其是因为老公和孩子的原因，这个时候更加不可以去争吵，要知道天下的母亲都是爱孩子的，奶奶都是疼爱孙子的，就算做得不对也是出于关心，婆婆终究是老公的妈妈，争吵只会让老公很难堪。

（4）多为婆婆着想。婆婆终究是长辈，在很多时候我们应该要去照顾婆婆的心理，都说要相互理解，作为晚辈不要等着长辈先来理解我们，我们要先尊重长辈，多去理解他们，这样才能够过到一块去。

（5）对婆婆要大方。对婆婆一定不能够小气，对婆婆一定要大方，平时过年过节的时候可以多准备点东西送给她，这样让婆婆觉得你是把她当作自己人的，人心都是肉长的，时间长了都是能够和睦相处的。

（6）不要说坏话。婆婆纵然有什么做得不对，但是一定不能够在老公面前说，不管你说的在不在理，老公都会有点不高兴，自己的妈妈怎么可以这样被人说呢？换成谁都会有些不高兴。

（7）没事夸夸婆婆。都说长辈喜欢嘴巴甜的孩子，作为儿媳妇也一样要嘴巴甜一点，不需要油嘴滑舌地去说，在平时的生活中没事就可以多夸夸婆婆，比如做饭好吃啊，为人善良啊，做事干练啊，等等。

有了二宝后，夫妻关系会变差吗

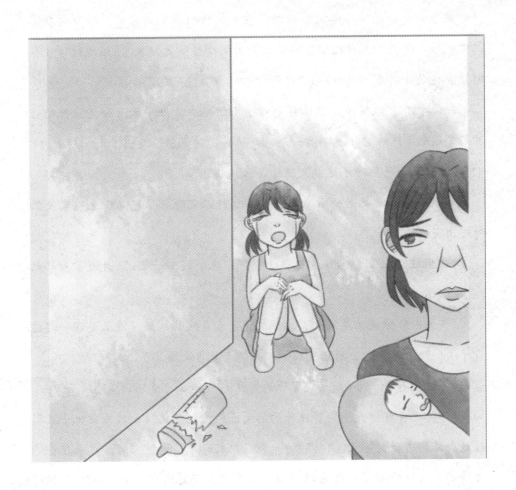

珠珠和老公的脾气都比较暴躁，在一起吵吵闹闹是常事。但自打有了二宝之后，他们吵架更频繁了。虽说夫妻间"吵吵更健康"，但这种争吵有时候会自动升级为"武力对抗"，那"杀伤力"就可想而知了。

一次，二宝饿极了，珠珠抱着孩子不断地哄，催半天老公还没把奶粉冲好拿过来，珠珠自然气不打一处来，她的"狮吼功"发出了无比的威力："叫你冲点奶，居然冲了这么久，你怎么搞的？"

她这一吼，没把老公吼来，却把怀里的二宝吓坏了，只听见孩子突然爆发出尖锐的哭声。

"你吼这么大声干吗？看把孩子吓得！像个泼妇一样。"老公拿着奶瓶跑了过来。

"泼妇？！你说谁是泼妇？你既然觉得我是泼妇，那就没必要在一起过日子了！"珠珠被老公的话气疯了，她的音量再次提高了八度。

"不过就不过，我早就受够了你的臭脾气。"老公也毫不示弱地顶了回去。

"那你现在就给我滚！"珠珠的怒火已经烧到了极致，只见她把手里刚接过来的奶瓶砸到墙上，"砰"的一声，奶瓶碎了，这下可好，原来在房间睡着的大宝被吵醒了，起来蹲在墙角那儿哭。而珠珠怀里的二宝更是哭得撕心裂肺。

这两口子的争吵不但伤了夫妻间的感情，还吓坏了两个年幼的孩子，说不定还会给孩子带来不可磨灭的童年阴影呢。

孩子从出生第一天起就有听觉反应，从4个月开始就有了情绪感知能力。

父母的争吵会带给孩子直观的听觉刺激，带给孩子痛苦的感受，直接结果是引发孩子的躯体反应——僵硬、哭闹、回避。大一些的孩子，甚至会出现尿床、免疫功能低、易生病、退缩、心智或行为发育落后等现象。

孩子是弱小无助的，需要依靠父母而生，所以他需要一个让自己安全、安心的环境，但父母经常的争吵就好像在他头顶悬挂了一柄利剑，孩子内心只会觉得恐惧、担忧、焦虑不安，何谈安全安心呢？

可是，没有从来不吵架的夫妻。而且，现实生活中的很多夫妻，在没有孩子前，感情还不错，但有了孩子后，特别是有了二宝后，吵架次数就越来越多了。

那么，"有二宝后，夫妻关系变差"这个现象，到底问题出在哪里呢？

也许真正的原因在于，我们从没好好体会三口之家变成四口之家后家庭的变化，以及藏在这变化背后的夫妻关系的变化。而且停留在旧有的状态和认知里，不做任何调整和改变，问题才一点点滋生了出来，甚至愈演愈烈。

生了二宝后，一个家庭最先出现的变化是什么？

是原本属于夫妻二人的床上，多了一个小家伙，一个最具潜力同时也最无辜的"第三者"。母亲开始把大量时间花在哺乳和照料新生儿上。夫妻感情悄悄地被小家伙"稀释"。

接下来的日子里，还有一件事情极可能会发生，那就是很多做丈夫的，会从自己的床上被"赶走"。

很多二胎妈妈会觉得这么安排理所当然。且二胎妈妈在照料孩子的过程中，体内激素发生变化，加之身体的劳累，对性的需求会降到最低点。

若要从根上解决夫妻关系问题，最基本的还是确保夫妻关系永远高于亲子关系，且永远不能放弃自我觉察和成长。

下面给二胎爸爸妈妈们一些有效建议。

（1）婚姻生活很容易遭遇一地鸡毛。做父母的当然可以有脾气，但我们需要做的是，在有负面情绪时，积极寻找更恰当的发泄或转移方式，如通过运动、听音乐、看书等较快地调整自己的情绪，不让坏情绪影响到家人和孩子。

（2）婚姻的不同阶段会遇到不同的问题。所以，哪怕是老夫老妻，也都需要不断学习沟通技巧，学习如何清晰地表达自己的意愿和需求，并了解对方的立场和想法，以期共同解决问题。

（3）即使夫妻之间的矛盾一时无法解决，也请将问题限制在夫妻二人的范围之内。

（4）若父母争吵被孩子发现，父母最好能跟孩子当面道歉，并坦诚地跟孩子沟通，帮助孩子了解自己的感受或事情的起因与发展，以获得孩子的信任。

父母最好能向孩子保证，会尽量多通过积极有效的方式协商解决问题，而少采取争吵等无效方式解决问题。

婚后夫妻需要共同成长，有了问题要想办法合力解决，这样婚姻才能长久、幸福，才能让你们的孩子在一个充满爱的环境里长大。

辣妈课堂

很多家庭往往会因为二胎的出生而导致夫妻关系不和睦，因为琐事而争吵，不仅影响了夫妻关系的正常发展，也影响了两个孩子以后的成长。因此，夫妻关系的处理对一个家庭的和谐发展极为重要。二胎父母们一定要掌握好"六字方针"：包容、担当、理解。

（1）包容。丈夫这个角色至关重要，妻子在经历两次十月怀胎、两次分娩的痛苦后，无论是身体上还是精神上，都承受着男人无法想象的艰辛，因此，丈夫必须凡事多包容，真诚地感受妻子为这个家庭所付出的一切，包容妻子产后的所作所为。

（2）担当。丈夫应该主动承担更多的家庭事务，不仅是在妻子月子期间，以后的日子里也应如此，要让妻子感受到一个丈夫对于这个家庭的担当。因为二胎妈妈在生产后，患有产后抑郁症的概率和风险都相对较高，给予必要的关心和照顾，有利于二胎妈妈平稳地渡过这段时期，更快地恢复精气神，能够更早地重新参与这个家庭的正常生活中，也能够更好地重新融入社会，重新走上工作岗位。因为，有些女性在生产后并不是主观意识上想当全职妈妈，而是发现自己与社会脱节了，无法融入社会了。

（3）理解。理解是相互的。上面讲了一些关于丈夫的，同样，作为妻子，也要理解丈夫的难处。虽然丈夫没有经历妻子的生产痛苦和艰辛，但是作为男人，他所承担的责任和压力也是非常巨大的。每天除了应付工作上的事情外，回到家还要照顾妻子和两个孩子。家庭是两个人共同组建的，因此所有事情都应该大家一起分担。作为二胎妈妈，千万不可有"我为你生了两个孩子，我遭了两回罪，你什么事都得让着我"这种思想。随着孩子们慢慢长大，二胎妈妈也应该尽快地回到正常的工作中来，为二胎爸爸分担家庭中的生活和经济压力，这样，他在外打拼也会充满干劲。

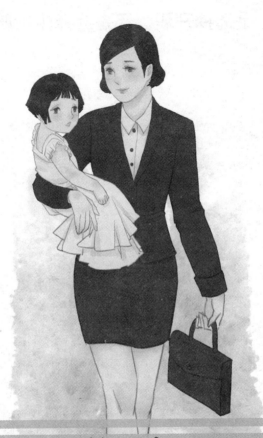

第五章

辣妈的职场圣经

是选择升职，还是选择生二胎

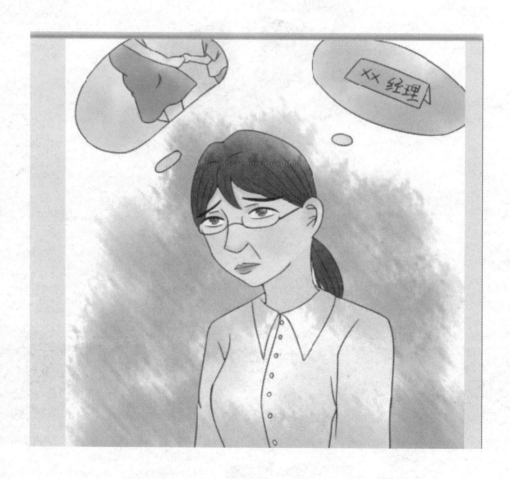

作为一名身在职场的女性，无论你的事业多么成功，经历多么丰富，外表多么光鲜，提到"生育"可能都要皱皱眉，有些已婚未育的职场女性还在犹豫生还是不生、何时生的问题时，二孩政策又放开了，已婚已育的女白领也加入了纠结的阵营：在职业上升期，到底要不要生二胎？是选择升职，还是选择生二胎？

玲子在某银行工作，虽然是合同制，但这工作也算得上稳定了，没有很大的压力，工作孩子都可以兼顾，老公在政府供职，家里的经济条件不错，不是需要靠玲子的工资来养家的那种。

由于玲子在单位的表现一直都挺不错，近日，单位领导找她谈话，准备给她升职，计划让她换到系统内更好的部门去做办公室主任，不再在一线柜台了，工资待遇肯定比现在要好很多。

这本是令很多人羡慕的事情，可玲子却很纠结，老公是家里的独子，她也是独生女，二胎准生证也办好了，女儿已经 4 岁了，现如今，老公家唯一的愿望就是希望玲子能生二胎，以后有两个孩子，好做伴，这个愿望一直都有，等了好几年了，终于等来了二孩政策，夫妻俩的造人计划也提上日程了，如果玲子不生二胎的话，老公和公公婆婆的愿望自然就会落空，而这必定会影响到他们夫妻俩的感情。

玲子该何去何从，是放弃升职加薪的机会，还是满足一家人的愿望，选择生二胎？

与玲子的纠结不同，丽莎毫不犹豫地选择了"生"而不是"升"。

大学毕业后，丽莎就在一家外企工作，凭着亲和力和实力，很快就得到了上司的认可和赏识，是个人缘不错、业绩也不错的中庸老实派。日子过得平平淡淡，很快 5 年过去了，自己也结婚了并生育了宝宝。随着孩子一天天的成长，加之自己年龄的增长，丽莎觉得自己可以把重心放在职场上了，升职加薪也指日可待。

一开始传出国家要放开二孩政策的时候丽莎并未在意，因为自己并没有考虑再多生养一个宝宝。可眼睁睁着周边的朋友、同事、同学都纷纷当上了二胎妈妈，她也有些动心了。

就在丽莎犹豫的时候，她却怀孕了。面对"升职"还是"生二胎"，丽莎决定放弃升职机会生下宝宝。而且，考虑到自己将来在公司发展的空间很小，丽莎做了辞职的决定，并且得到了家人的支持。

《职场妈妈生存状况调查报告》(以下简称《报告》) 显示，超过 95% 的女性认为生育会对职场发展产生影响。这个数据不难理解，在女性大规模登上职场舞台的时代，多生一个孩子等于多一份负累和牵挂。

对于职场爸妈来说，精力不足无疑是不想生二胎的一个原因。但养儿成本高是最实际的原因。原本好不容易熬过了一胎，孩子逐渐长大，生活质量还不错的情况下突然冒出个二胎，确实会让人措手不及。在收入不变的情况下，多了一张嘴，生活质量是一定会有所下降的。

无论是职场升职还是生育二孩，一定意义上来说都是为社会、为家庭做贡献，职场升职可能更多体现的是社会价值，生育二孩体现的是自我价值。所以，做出生二胎选择前，一定要想清楚自己内心渴望的是什么。

很多妈妈生二胎的困惑来自于工作与家庭的权衡，要解决这样的困惑，就要学着与工作单位的领导积极沟通，遇到任何问题都应该主动向上司提出解决方案。比如，实行弹性工作制，协调好家庭事务和工作之间的关系。其实，生育本身并非女性职业生涯的"绊脚石"，关键是要做好个人规划、心理准备及物质准备等，既要考虑目前的工作状况，更要考虑自身的健康、精力以及家庭等因素，只有这样才能兼顾，成为一个幸福的二胎职场妈妈。

最后，提醒妈妈们在做出生育二胎或者职场升职的选择时，要学会辩证地看待取舍得失，有效地行使生育权利，理智地安排职场进退，充分利用社会和家庭资源来维持工作与家庭的平衡。

215

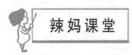 辣妈课堂

虽然职场女性在生二胎方面存在许多顾虑，但该生还是得生，让两个孩子结伴成长，以后多个人帮忙分担，也是好的。此外，生二胎的好处还有很多。

（1）丰富的育儿经验可以再次利用。养育第一个孩子时，小夫妻基本都是在实践中摸索育儿方法，手忙脚乱地查书、查资料、请教有经验的专家和过来人等。随着孩子慢慢长大，父母的育儿经验也是越积越多，在孩子生病护理方面、幼儿早教方面、良好习惯培养方面都成了专家级

人物，如果再生育孩子，这些宝贵的实战经验都能充分再利用起来，轻车熟路，得心应手。

（2）第一胎的很多用品可以再利用，养育成本降低。现在都讲究科学育儿，给孩子买的用品马虎不得，吃的、穿的、用的，只要是父母有经济能力，都会一一购买，因此，大多数家庭里都会留存着大宝小时候用过的生活用品，如果再生一个孩子，这些用品就可以再利用一次，节省不少养育成本。

而选择生育二胎的职场女性在产后要做到"张弛有度，寻找平衡感"。

一般不建议做全职妈妈，除非现实摆在眼前，必须做全职妈妈，但也建议只做短期的。孩子 3 岁可以上幼儿园，入园后妈妈可以选择回到职场。长期离开职场，是真的会跟社会脱节，对婚姻也没有太大好处。

职场妈妈二胎后也要适当让自己慢下来，如果一味地追求升职，忽略了孩子，那也是得不偿失的。在适当的时候，我们要学会放慢脚步，将时间留一半给孩子，孩子都是需要父母陪伴的。尽管你每天都工作到很晚，回家后还是可以跟孩子聊聊当天发生的各种事，关注孩子的心理变化。夫妻之间也应该多沟通，寻找平衡感，这样生活才能更稳定。

在现实生活面前，女性在"升"与"生"之间总是犹豫不决。但我们应当学会"张弛有度"，要明确在对的时候做对的事。

→ 职场妈妈的产假规划 ←

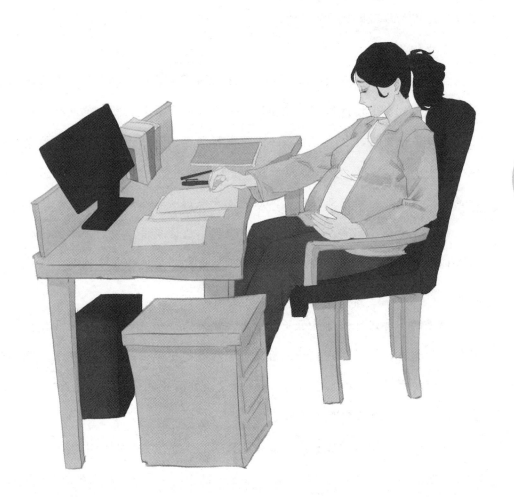

情景剧场

带"球"上班的日子真不好受，但缇娜却已经坚持了七个多月，眼看预产期一天天临近，自己庞大的身躯也不再适合穿梭在狭小的格子中间，缇娜决定正式向领导申请休产假。

可缇娜的决定却遭到了闺密糖糖的阻止，糖糖以"过来人"的身份讲述了自己的过往经历："我怀二宝的时候，也是坚持到快生的时候才申请休产假，但是我在申请产假前，完全没有做好任何准备和规划，既没有将自己的工作做好交接，也没有和顶头上司做好沟通，就任性地挥一挥衣袖回家待产去了。谁曾想，当我休完产假，重新回到单位的时候，一切都变了，我的职位被我之前的下级顶替了，因为休产假前没有做好工作交接，致使单位的业务受到了影响，上司对我颇有微词。最后我被排挤到了单位的后勤部门，虽说薪水方面没有变化，但岗位奖金就明显减少了。这是'血的教训'啊。"

糖糖的一番话可谓是点醒了梦中人，缇娜惊得一身冷汗，假设没有咨询缇娜的意见的话，在产假结束后，自己八成就是单位的"弃儿"了。那几个虎视眈眈盯着自己职位的下属职员肯定会想方设法地"鸠占鹊巢"，真到了那个时候，想哭都没地儿去哭啊！

对于职场二胎准妈妈一族，即将迎来第二个宝宝是件很幸福的事。可大多妈妈在高兴之余，也会担心休产假这段日子，自己的工作会受到影响。

事实也证明，这种担心绝非多余，正如上文糖糖所说，许多二胎职场妈妈休完产假回来，发现自己的位置已经被别人取代，自己奋斗多年才得来的职位，就因为这段产假而失去了。可当你成为了职场二胎准妈妈，休产假是必需的。那么，如何才能既回去照顾好孩子，又保住自己在职场中的一席之地呢？下面将与大家分享职场准妈妈休产假的六步攻略。

第一步：请产假前先做计划。既能照顾好孩子又能在职场占得一席之地是最好的结果，但不是每个二胎妈妈都有那么好的机遇。因此，在此想提醒准妈妈们，虽然休产假是法律赋予你们的基本权利，但在行使这些权利时还要多加考虑，尤其是那些不想放弃工作的二胎妈妈，更需要提前做一份产假工作计划。

第二步：列出工作明细表。职业女性所从事工作的不可替代性越高，交接准备工作就越复杂。可以先将每一项与自己相关的工作细节仔细记录下来，之后列出工作明细表，例如"例行事务表""专题任务表""即将开始实施任务表"等，这样代理人会根据表中的安排很快接手工作。

第三步：确认工作代理人。在列出工作明细表后，与主管领导沟通，及早确定工作代理人。由于职务和职位的不同，你的工作代理人可能是一个人，也可能是分给不同的人负责不同的工作项目。

第四步：交接工作很重要。与工作代理人交接工作是一个很重要的环节。在产假前，让代理人了解你工作的脉络与流程，并提前进入工作状态，万一你出现早产症状，便可轻松离开。同时，让代理人同与工作有密切联系的同事熟悉，并告知同事，代理人将在产假期间接替你的工作。

第五步：产假期间常联系。在产假期间可以与代理人通电话，关心一

219

下他的工作状态，虽然有时会比较麻烦，但不要吝啬这点时间与耐心，这是在职场生存的长久之道。

第六步：提前做好上班准备。当你还沉浸在与宝贝快乐相处的产假中时，你会突然发现产假要结束了，所以假期结束前的一两周妈妈应该收心了。你可以与同事，尤其是工作代理人聊聊工作进展的程度，现阶段有哪些迫在眉睫的工作需要马上处理等，也可以拿出那张工作明细表，让代理人详细说明每件工作的最新状况。这样，你一回到公司就可以迅速找回原来的感觉。

至于二胎准妈妈的产假何时休这个问题，就要根据个人的实际情况做具体分析了。

一般而言，二胎准妈妈什么时候停止上班开始休产假，并没有绝对恰当的时间，这很大程度上取决于你的身体状况、孕期的进展情况，以及工作上的压力和自身的承受能力。家庭的财务状况也是一个决定因素，你产假休得越早，宝宝出生后上班的时间可能就越早。

二胎准妈妈需要根据自己孕期的进展，自身的感觉来决定开始休产假的适当时间。需要说明的是，虽然国家规定产假98天（其中可休产前假15天），但是如果你出现孕期不适、需要保胎或有并发症而不得不休息时，可以请医生开证明，向单位申请病假休息。

有些准妈妈在第7、8个月就开始休息，而有些则坚持到生产的当天。有些女性身体状况允许，直到生产的前一天甚至在生产当天仍然坚持上班。其实在上班时间里，有机会多走动、忙碌起来，不但有利于生产，而且还会感觉时间过得快一些。

辣妈课堂

　　二胎准妈妈必须熟知国家关于休产假的相关法律法规，这样才能最大程度地保障自己应享有的权益。

　　（1）《女职工劳动保护特别规定》第七条规定，女职工生育享受98天产假，其中产前可以休假15天；难产的，应增加产假15天；生育多胞胎的，每多生育1个婴儿，可增加产假15天。女职工怀孕未满4个月流产的，享受15天产假；怀孕满4个月流产的，享受42天产假。

　　（2）产假工资是怎样支付的？《女职工劳动保护特别规定》第五条规定，用人单位不得因女职工怀孕、生育、哺乳降低其工资、予以辞退、与其解除劳动或者聘用合同。这就从法律上保证了女性的产假是带薪休假，它是最基本的产假工资规定。

　　如果你所在单位没有为女职工缴纳生育保险，那么你的产假工资应由用人单位支付。当然各单位企业给女职工发放的产假工资会依据各地区规定和本单位或企业制度而不同，但是按照国家规定产假工资应不低于职工基本工资。

　　（3）生育津贴是怎么回事？中国很多省市地区都规定了单位必须为女职工缴纳生育保险（职工个人不需缴纳生育保险费）。如果你所在单位为女职工缴纳了生育保险，那么你的产假工资表现为生育津贴。生育津贴的数额取决于你所在地区的生育保险政策和单位为你制定的社保基数标准。女职工生育后，地方社保机构会接到女职工所在单位的申请，在经过核定后，会将你在产假期间（通常为 3～4 个月）的生育津贴，即产假工资，一次性打入单位账户，单位在扣除三险一金（医疗、养老、失业保险和住房公积金）个人缴纳部分和个人所得税后，将余额发放到个人手中。

有些二胎妈妈很惊喜地发现，产假期间拿到手中的生育津贴比从前每月的工资要多，这是因为生育津贴是按照你当年的社保基数核定的。政府规定的社保基数应当是你上一年全年工资、奖金以及各种现金补贴的月平均数。这样，如果你在季度或年终会拿到较高的奖金或补贴，那么社保基数就比月工资高，在拿到生育津贴时有一个大惊喜就不足为怪了。但需要说明的是，各单位规定的缴纳基数不同，因此，每个人拿到的生育津贴数额也会有很大差别。

全职妈妈是一种伟大的职业

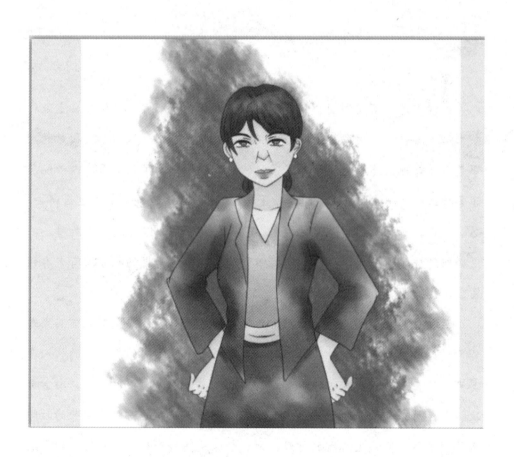

这世界上有一种职业，每天 24 小时在岗，全年无休，工作内容复杂多变，需要很强的抗压力与超人般的执行力，没有任何薪水福利，甚至难以被人理解和获得社会认可，这样的职业叫全职妈妈。

白雪曾是一家大型国企的职员，研究生毕业，一直在单位办公室做行政工作。离职前，年薪已近 30 万。照顾两个孩子的压力及办公室微妙的人事关系，让她最终选择了全职在家。她在辞职前考虑了两个月，内心经历了各种纠结。一方面工作很稳定，是众人眼中美慕的国企，收入也过得去，另一方面，如果辞职，自己已经快 40 岁了，再找工作将是难上加难。但是，纠结犹豫了很久，她还是决定回到家庭。因为家里的孩子没有老人的看管，把孩子全部托付给保姆照顾，她总是没法百分之百放心。

最初成为全职妈妈，白雪时常被强烈的失落感包围。尤其是前同事或同学讨论工作时，常令她心里不舒服。让白雪稍稍心安的是丈夫的收入还算可以，在她全职在家时能够支撑家庭的日常开销。全职后不久，白雪再次怀孕，第二个孩子也很快出生了。在二宝出生后，她用了非常长的时间来调理身体，毕竟生二胎的时候，她已经算是高龄产妇了。此时的她很庆幸自己当初选择了辞掉工作，安心在家当全职妈妈，假如现在还在职场打拼的话，或许她就不会有机会当上二胎妈妈了。

　　虽说独自养育两个孩子很辛苦，其间的酸甜苦辣也只有白雪自己明白，但好在平安地熬了过来。

　　现在，白雪的女儿已经上小学，儿子进入了幼儿园。平时，女儿的钢琴课、舞蹈课也一直由她自己来接送。

　　既然两个孩子都已经进入学校，白雪也开始筹划着做些自己的事情，她计划开一间母婴知识类的自媒体工作室，如此一来，工作时间更加弹性化，能够更好地兼顾家庭，工作、带娃两不误。因为，作为二胎妈妈的她再寻找朝九晚五的工作已经不可能了，下午3点钟孩子就要放学，大多数的职场女性是很难会在这个时间点下班的。

　　现实生活中，还有许多和白雪一样的二胎妈妈，她们在回归家庭后，努力扮演着全职妈妈的角色，尽职尽责地照顾好家庭，与此同时，她们也在努力提升自我价值，把全职妈妈视为自己最新的职场定位。

　　二孩政策落地后，全职妈妈再次成为社会热烈讨论的主题。就在不久前，"高学历女性当全职妈妈是浪费吗？"这一话题就曾在朋友圈中引发讨论。上班挣得了钱，回家带得了娃，辅导得了作业，应付得了学校，做得了家务，还得跟得上时代。这让很多妈妈已然进入了"拼娘时代"。目前，成为短期或长期的全职妈妈已成为不少女性的选择。

　　女性回归家庭已经讨论了百年，对于孩子来说，孩童时代母亲的陪伴非常重要。但是，依然有很多女性在职场上坚守着。这种现象的普遍存在主要与全职妈妈没有法律保护有关。女性是弱者，对于她们来说，回归家庭后，一旦家庭出现问题，损失可谓巨大。特别是如果没有安全感的女性回归家庭，多疑、自卑的心态一旦出现，则会影响孩子。其实，全职妈妈同样是一种职业。社会应尊重女性，将全职妈妈视为一种职业。希望更多的人能够正视和尊重全职妈妈这一职业的价值，理解和呵护她们的选择，不要用"没有价值""靠人养""游手好闲"等字眼和评价抹杀了她们的付出和价值。

也希望更多全职妈妈的丈夫和家人可以对她们给予应得的肯定和鼓励，在她们重返社会和职场时能够给予支持，帮助她们树立信心并分担家庭责任。

随着二孩政策的开放，未来将会有更多的女性回归家庭照顾子女，成为长期或短期的全职妈妈。在此，建议女性在成为全职妈妈后，多学习育儿知识，因为伟大的职业更需要专业的知识；全职妈妈在为孩子和家庭牺牲奉献的同时，也不要忘记从身心上全方位关爱自己，不要放弃自我。积极地争取家人的支持，保持与社会的交往和连接，充分利用时间健身学习、提升自我、保持竞争力，用实际行动成为孩子的骄傲和榜样。

全职妈妈因为拥有了更多可供自由支配的时间，可以最大限度地发挥自己的兴趣爱好，创造出无限可能。

全职妈妈也是一种职业，是一种伟大的职业，而且是最精彩的职业。

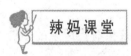 **辣妈课堂**

全职妈妈要怎么调节自己呢？

（1）孩子三岁以后，要保持一定的距离。距离产生美，不要把全部精力都用在孩子身上，要让自己充实快乐，这对孩子也是一种正面影响，可以培养孩子的独立能力。

（2）我们是全职妈妈，不是全职保姆，有时候学会做懒妈妈。偶尔叫个外卖，孩子偶尔吃点也不会吃坏。不做饭带孩子看个电影，大人孩子都放松下，有个好心情最重要。

（3）全职妈妈也是女人，也有脾气暴躁的时候，该宣泄的时候还要宣泄。带孩子，可以说好脾气都会被磨成暴脾气，主要是这个脾气要能够得到正常宣泄，当然这不是让拿孩子撒气。全职妈妈可以找另外的途径，比如去商场买些漂亮的衣服，吃一些好吃的食物；独自一人去看一场最新上映的电影；给自己制订一个短期的旅行计划，来场说走就走的短途旅行……

（4）尽量每周给自己放个假。放假很多人会说这不大可能，全职妈妈要把不可能变为可能，把孩子给老公带一个晚上或者一个周日，自己找朋友吃喝玩乐，这样心情才能舒畅。

亲爱的全职妈妈们，大家要牢记：要做一个好妈妈，首先要做一个好的自己。一位有好心情的妈妈，才能教出快乐的孩子。

227

二胎妈妈重返职场的"革命之路"

2018 年 4 月，智联招聘开展了"职场妈妈生存现状"的网络调查，共回收有效问卷 14 290 份。调查样本中，6.65% 的女性已经生育二胎，29.39% 的女性暂时未生育。已生育一胎的女性当中，不想生二胎的比例为 58.71%；未生育的女性中，不想要小孩的比例为 20.48%。

当被问及为什么不想要小孩时，"抚养孩子费用太高"（56.8%）、"时间、精力不够"（53.6%）、"担心影响工作、职业发展"（41.86%）排名前三（此题为多选）。

最担心的生育期间会发生的职场变化是"职位被别人顶替"，这一选项得到了 68.23% 的女性受访者的认同。除此之外，女性会担心的职场变化还包括"升职加薪难"（56.89%）、"再生育后难复出职场"（53.18%）、"个人价值被拉低"（50.73%）和"工作效率变低"（43.67%）（此题为多选）。

调查还显示，近 95% 的女性受访者认为生育会对女性的职场发展产生影响：57.1% 的女性认为"影响很大"，37.79% 的女性认为"影响一般"，仅有 5.11% 的女性认为"没有影响"。

以上数据充分表明：由于生理因素、社会习俗等多方面原因，在女性的职业生涯发展中"生育"是一个始终无法回避的话题。全面放开二孩政策后，越来越多的职场女性为自己将来的职业规划而苦恼。生完二胎之后，重返职场真的会困难重重吗？二胎妈妈在重返职场后再也无法迎来事业的巅峰了吗？

答案自然是否定的。

露宝是四个孩子的母亲，之前从事过短期的文秘、档案管理和会计等后勤工作，生孩子后一直在家里操持家务。在最小的孩子也上学之后，42岁的露宝重回职场，并被盖茨慧眼相中，成为盖茨的第二任秘书。

盖茨录用露宝的理由是：当时微软正在创业初期，需要招聘一位工作热心、事无巨细的总管式女秘书，42岁的年龄相较于20多岁的年轻人来说更稳定；而养育四个孩子、多年操持家务的经历，说明露宝有着丰富的内务管理经验；四个孩子的母亲，一定会有异常浓重的家庭观念，这种家庭观念一旦在工作中发挥出来，将对公司的发展非常有利。

事实证明，盖茨的判断是正确的。露宝上任后，很快就将一名成熟女性所特有的缜密、细腻与周到等优点运用到工作中，在微软帝国的建立过程中一直发挥着重要的作用。露宝的职业生涯也因此获得了巨大成功。

女人虽然是弱势群体，似乎产后重回职场，就会被人认为能力大不如以前，其实女人产后因为照顾宝宝，会变得更加细心和有毅力，所以女人完全不需要自卑，相反应当更自信地去面对工作中的各种挑战，毕竟人生最痛最难的经历莫过于生孩子，最难的都经历过了，更何况是工作中的小事。

只要你公私分明，努力工作，总有一天，你的努力你的付出会有所回报，别忘了你已经是一个成功的二胎妈妈了。

那么，二胎妈妈在重返职场后，如何做好自己的本职工作呢？

（1）提高工作效率，尽量按时下班。如果以前你经常加班，手上有做不完的工作。那么重返职场的你，就需要提高工作效率了，每天把最重要的事情列出来，完成的就划掉。次要的工作留到第二天，这样你才能按时下班，才有时间陪伴孩子。

（2）拒绝做"便利贴"，做好自己分内的事。不管以前你是不是便利贴女孩，现在你有两个孩子了，照顾孩子和家庭需要更多的时间，你应该拒绝不属于自己的工作，没有人会因为你多做了工作而嘉奖你，反而会在你无法满足的时候指责你。把自己分内的事情做好，上司才会赏识你。

（3）公私分明，公事私事拎得清。作为领导，最讨厌下属因为家里的事情而影响到工作，毕竟领导最关注的是公司的业绩。所以公私要分明，在公司把工作做好，不管你再怎么难过，再怎么担心，记住公司是你工作的地方，不是你的家。在公司发泄你的情感，会让领导对你留下不好的印象，认为你无心工作。

（4）带薪年假存起来，以备不时之需。一般福利好的公司都会提供带薪年假，二胎妈妈们可不要浪费这个带薪年假，比如说孩子感冒发烧的时候，或者是家里老人生病无法带孩子的时候，你就可以利用这些年假光明正大地请假。再有同情心的公司也不会允许员工一再地请假，尽管理由很充分，但毕竟公司也是要正常运作的，所以带薪年假可以让你避免请假的烦恼。

（5）合理调配时间。二胎妈妈要合理地分配工作时间，如果实在需要加班，工作尽量带回家做。比如说像业务员，晚上加班一般是为了跟客户沟通联络感情，或者是跟进新旧订单，像这种事情就可以在家里做，毕竟现在 QQ、微信、邮箱等聊天工具在家里的电脑上也可以使用。

（6）适当调动岗位或者换轻松的工作。如果产后你需要花更多的时间在家庭方面，不妨调动到工作相对不那么忙的岗位，像文职类或者是后勤类岗位，一般不怎么需要加班。或者是换份比较轻松的工作，像会计或者是报关员，工作时间都比较自由，工作时间不长，如果家里有大宝上学，还可以每天接送。

（7）别把自己当工作狂，适当放松自己。女人不是女强人，也不是工作狂，所以不需要事事都做到完美，这样压力太大，而且女人精力有限。尽自己最大努力就好，不要过分勉强，放假的时候适当放松下，有助于舒缓紧张的情绪，让你重回家庭和职场的时候能量满满。

辣妈课堂

社会普遍认为：刚生完小孩的女性大部分心思都在孩子身上，用在工作上的精力难免有所不足，所以一般的领导都不会马上对这样的女性委以重任。一方面从人情上讲，算是给职场妈妈一个重新适应的过渡期；而另一方面，从工作的角度考虑，重要的工作环节不容有失，不能作为赌注。

这时，重返职场的二胎妈妈们不妨用"空杯"的心态来看待问题，放下架子，把自己看作是一个刚步入职场的新人，一切从头开始。这样不但更有利于学习，更快地适应新的环境，还能缓冲自己角色变换带来的情绪压力。

同时，多和上级以及同事沟通，一来可帮助自己了解单位变化，尽早融入工作团体，二来能提供情感支持。

妈妈这个角色是分阶段性、分技术性的。你不仅可以实现人生的梦想，而且可以利用孩子的成长，让自己的生命更加丰盈。人的一生中，每个阶段都肩负着这个阶段新的责任与义务。职场妈妈既是职场人，同时更是一个家庭的重要成员。因此平衡这些角色的关系，需要更多的包容、合作和理解。企业在女性员工的关爱方面有更积极举措的同时，二胎职场妈妈也要发挥出自己的优势，自立自强，重返职场，再创事业的另一个高峰，为宝宝们树立一个好榜样！

二胎职场妈妈的时间管理

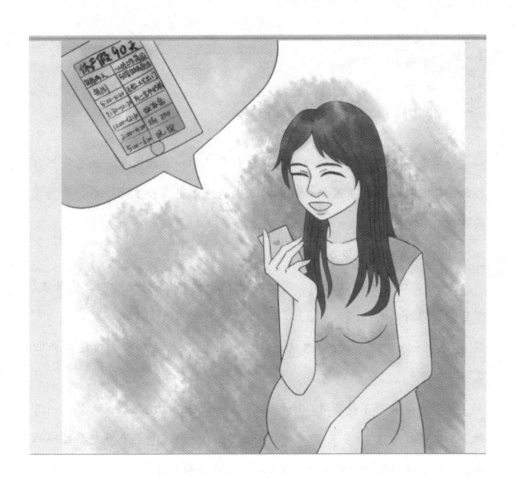

一边是永远忙不完的工作，一边是需要照顾的宝贝，时间是身在职场的二胎妈妈最大的敌人，即使忙到焦头烂额，依旧觉得时间不够用！

那么不妨听听过来人的经验，多学学别人是怎么合理利用时间的，一些看似微小的调整，也许就能让你的一天变成 48 小时。

情景剧场

南希是在二宝半岁大的时候正式回归职场的，在此之前，她已经把自己的身体状态调整到了最佳，当她神采飞扬地踏进办公室那一刻，立马收获了众同事的惊叹和欢呼：

"哇，恭喜辣妈重返职场！"

"南希，你恢复得太好了，完全回到了巅峰之时啊，这身材、这气质，哪里像是二胎妈妈啊。"

"我的姐姐呀，你的回归让我又燃起了生二胎的希望，欢迎你的归来……"

大家的赞美声不绝于耳，南希低调地一一谢过，便立刻投入繁忙的工作中，休产假的这 90 多天里，南希可从未让自己闲着，她仍然坚持每隔两天抽出一小时阅读助理发来的工作简报，每周会和公司的主管做一次简短的微信视频通话，以便更有效地掌握公司最新的发展动态。也就是说，南希完美地利用了产假的空余时间，做到了带娃、工作、恢复身体三不耽误。

在回归职场的第一周内，南希便无缝对接上了所有的公司业务，并且获得了老板的充分认可。那么，南希如此高效地投入工作后，她还有时间陪伴孩子吗？她是否变成了置家庭而不顾的工作狂？

答案是否定的。南希非常善于合理安排工作时间，她能把非常琐碎的时间进行整合，而这些整合的时间便是南希与孩子们的亲子互动时间。

（1）上班前的亲子时光。早晨当然是争分夺秒的。但即使如此，南希也会尽量合理地安排时间，在上班之前争取和两个宝贝进行一些亲密的接触和交流：用亲吻把宝贝们温柔地唤醒，一次简短的抚触，母子间的嬉闹小游戏，一起吃早饭，这些温暖的举动都能让宝贝们感受到妈妈的爱。

（2）尽量陪宝贝们一起玩耍。南希不会把工作带到生活中去，几乎每个傍晚，她都能陪着孩子们在公园、社区一起玩耍，聆听大宝讲述学校里的趣事。

（3）利用给宝贝们的洗澡时间。只要下班不是太晚，南希都会亲自做一件事——给二宝洗澡。因为帮宝贝们洗澡的时间也是最佳的亲子时间！她在帮二宝洗完澡后，常常会给他们抚触（按摩）。

（4）必不可少的睡前故事时间。在大宝睡前给他讲故事，这是南希每晚必做的功课，这绝对是对白天不能陪伴孩子的最好补偿。此外，她还会给两个孩子唱催眠曲，让宝贝们听着妈妈的声音入睡。

现实生活中，多数二胎妈妈总是觉得时间不够用，计划很容易被打乱，多重身份难以平衡。其实，大家完全可以像南希那样，通过行之有效的时间管理，让自己既能高质量地陪伴孩子，也能勇敢地做自己，在职场或其他身份上勇猛精进。

下面一起来看看职场妈妈应如何高效地分配利用自己一天的宝贵时间。

（1）晨起时间：5:30—8:00。晨间这段时间非常宝贵，利用这整块的时间去做自己喜欢的事情，一天都会变得十分美好。比如，可以安排写作、跑步、阅读等，或者是几件事情的组合。根据每天早上的情况灵活变动。

同时，早起需要养成自己的起床习惯：起床—活动身体—喝柠檬蜂蜜水，让全身苏醒。

（2）上下班交通时间：30～60分钟。给自己预留充足的时间乘坐交通工具，给时间留白，会让你更快地适应突发情况，提前下载自己喜欢的音频或者音乐，乘车时可以拿出来欣赏和学习，最后养成习惯；学习的灵感随时记录下来，以后可以用于提高工作效率和提升个人认知。

上下班时间，不要因为乘车太拥挤而焦虑，也可以换种方式、换种心态去学习。

（3）上班时间：8:00—12:00、13:00—20:00。每个职场妈妈的上班时间都不相同，很多妈妈因为接送孩子，下班会稍微早点。根据自己的上下班时间，调整这段时间内的状态，不要把坏情绪带回家里。职场妈妈可以把重复工作流程化，多梳理，建立样本，节约时间；总结自己的工作，每天做了哪些事情，哪些是重要的，哪些还需要改善；修炼自己的专注能力，学会合理利用委托、拒绝等方法。

（4）中午休息时间：60～90分钟。吃完午饭后一定要走一走，消消食，不要立即睡觉；可以和同事聊聊天，缓解工作中的紧张情绪；如果时间比较充足，可以适当进行快速阅读，或者看个小视频放松下大脑。这段时间非常关键，因为连接了上午和下午的工作时间，必须调整好自己的状态。

（5）晚间时间：19:30—22:00。下班后陪宝宝玩耍让很多宝妈觉得时间有点浪费了，但宝妈要享受亲子带来的美好时光，学会记录美好。

如果想自我提升，可以花 60% ～ 80% 的时间陪伴家人和孩子，其他时间和家人沟通好。集中注意力陪伴家人，或者专注提升自己，不要两件事同时做；陪伴孩子和专注自我提升之间要有个过渡，静下心，不要带入情绪。

（6）睡前时间：30 ～ 60 分钟。很多二胎宝妈在宝宝们睡着后才去学习，但是累了一天会影响学习状态。因此要学会快速切换模式，或者刷一下朋友圈放松下自己，但不要长时间刷手机，这会影响休息。要注意不要太晚睡觉，保证自己有充足的睡眠时间。睡前也要养成好习惯，听听音乐快速进入睡眠状态。

237

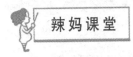 辣妈课堂

当职场精英，做称职母亲，二胎妈妈像走在跷跷板上，怎样平衡，才能兼顾两头，完美周全？如何才能合理高效地利用时间，做到平衡？

（1）给突发事件预留时间。生活不会永远那么有规律，总会有一些突发事件。家里有客人来了，带宝贝打免疫针，带宝贝去早教中心"见世面"……除了宝贝生病上医院这件事情外，其他的事情尽可能压缩在"剩余时间"内来处理。这么做的目的是保证宝贝的生活有规律，也能保

证你有充分的休息时间。

（2）对于二胎职场妈妈来说，最恐怖的事情莫过于加班这件事。加班意味着有限的下班时间被大块剥夺，一旦加班，就意味着失去了跟宝贝们互动的时间。为了宝贝，二胎职场妈妈要学会对加班说"不"。

拒绝加班是需要动脑筋的。尽管有法律这个护身符，在现实中职场妈妈也不能因此而有恃无恐，拒绝加班要根据现实情况，学会委婉地说"不"。

① 一步一步来。很多妈妈会遇到这样的公司：把加班作为公司文化。在这样的公司里，领导带头加班到很晚，搞得员工加班也成为理所应当的事情。对于这样一个有着可怕传统的公司，拒绝加班要懂得循序渐进。你可以以宝贝的名义，告知领导周末对于一个母亲来说是多么的重要，慢慢争取到周末不加班；然后再争取到一个固定不加班的工作日，然后再每周随机找一天来拒绝……总之，职场妈妈要慢慢给你的领导明确的信息：你不可能随时随地答应他加班的要求。

② 争取到一个帮手。很多时候，你直接表示不加班是很危险的，这个时候要换一种思路，不妨替自己争取到一个帮手，你就有了优先走人的机会。毕竟，多少活、用多长时间你最清楚；而你比新人多出的"母亲"身份，很容易让你在指导完他如何加班之后，先行回家。如果能按时完成任务，领导会对你在加班时的擅自早退睁一只眼闭一只眼。

③ 不妨请家人配合。遇到加班的时候，可以请家人配合，有不断打来催下班的电话时，你可以把音量适当调大，故意让同事听到家里是如何万分紧急、宝贝是如何需要自己的。如此几次，你的老板心里也很清

楚你的目的。但是此法也需要根据你的老板和公司的实际情况而相应实施。不是每个领导都这么有容忍度和同情心的。

④ 提前请示当天的工作。一旦你意识到有加班的苗头，你可以先下手为强。你可以下午三四点的时候就去问，如果你下班前一刻才问，安排的工作通常会导致加班。当然，在问之前就明示自己今天不能加班。

239

做一个累并快乐着的背奶妈妈

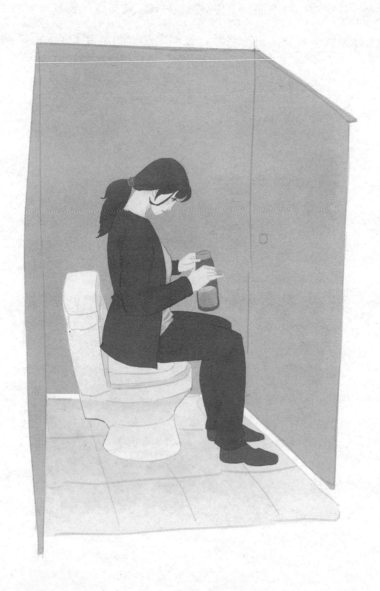

对于母乳妈妈来说，休完产假重回职场，也是坚持母乳喂养道路上的一次重要战役，很多二胎妈妈在重回职场后，毅然决然地加入了背奶妈妈的行列。

方瑜在二宝三个月大的时候就回归职场了。因为有了第一胎的背奶经验，她毫不犹豫地再次当起了背奶妈妈。

现如今，方瑜已经背奶8个月了，每天都在想背奶坚持得久一点再久一点，此中的艰难自然不必多说，但方瑜总是给自己打气："做不了全职妈妈，背奶便是能够给予宝宝最好的礼物。"每天上班前，方瑜都会把奶瓶吸奶器等全套装备塞到专用包包里。接着背着沉重的全套装备挤地铁，那种痛苦可想而知，几乎每天都会被挤得头昏脑涨，甚至还有好几次背奶包被挤在门口，挡住了地铁关门。

到了单位，方瑜立马卸下沉重的背奶包，专心投入工作中，她必须提前完成自己的手头工作，为中午的挤奶工作争取更多的时间。

方瑜一般是在中午吃饭的时间进行吸奶工作，地点是在洗手间。在洗手间吸奶毕竟不太方便，可能滋生细菌之类的，所以方瑜每次都会将吸奶器很认真地消毒，然后在里面奋战半个小时。因为是吃饭时间，上洗手间的人也特别多，整个女洗手间也只有三个位置，方瑜在里面吸奶的时候，同事就在外面排队，久而久之，她们每次看到有个位置半小时没人出来，就知道方瑜在里面了，有时候同事们也有抱怨，不过大部分都还是理解的，为了二宝的"粮食"，方瑜也是豁出去了。

值得庆幸的是，方瑜的奶水并没有因为高龄、工作繁忙的关系而有所减少，每天都会足量地供给二宝次日白天的母乳。纯母乳伴随着辅食的添加，二宝长得胖乎乎的。每次看到二宝喝着母乳满足的样子，方瑜感觉一切都是值得的。二宝转眼快一周岁了，但是方瑜的背奶路还会继续，她相信母乳是这个世界上给予宝宝最好的营养品。

在漫漫背奶路上，方瑜一直坚信：爱是一切的源泉。

母乳喂养，是一种公认的健康喂养方式，用母乳喂养宝宝，宝宝会更加健康地成长。现如今，很多二胎妈妈和方瑜一样，在重返职场后，选择做一个累并快乐着的背奶妈妈。"背奶"是职场妈妈们的劫难，也是一场充满甜蜜的修行。下面与大家分享背奶妈妈的丰富经验。

（1）准备背奶工具。首先购买背奶保鲜包，背奶保鲜包很少有母婴店买卖，上网购买比较方便，一般买保鲜包也送蓝冰或冰袋；购买挤奶器，市面上有很多，手动的或者是电动的，经济条件好可以买电动的，背奶是一个长期的过程，这样比较省力气；购买储奶袋或者储奶瓶；温奶器最好也买一个。

（2）所有工具用清水消毒（除储奶袋），前一天晚上把蓝冰或者冰袋放入冰箱冷冻，第二天早上把蓝冰或者冰袋从冰箱里拿出放入保鲜包里，把挤奶器和储奶袋也放入保鲜包里。

（3）选择挤奶场所。挤奶时心情佳挤出来的奶量多质量好，所以挤奶的环境很重要，如果有条件的话，最好选择一个安静不被打扰的环境。

（4）挤奶的时间安排。一天挤几次、什么时候挤奶这个都可以根据自己的情况定，一般一天挤 250ml ～ 300ml 就足够了，第一次挤奶可以选择在中午休息时间，第二次选择在 15:30—16:00 进行。

（5）开始挤奶。挤奶时间到了，进入挤奶场所，锁好门。拿出挤奶器（挤前先用开水泡一下）开始挤奶，有些妈妈奶漏，所以挤的时候另外一只可能也在出奶水，最好准备防溢乳垫。

（6）母乳存放。挤完一只换另一只，把挤好的奶装入储奶袋中，密封好，在上面写清楚日期时间，然后放入保鲜包里（公司有冰箱的也可以先放冰箱冷冻，下班时再放入保鲜包里），下班后拿回家放入冰箱冷冻。

（7）母乳喂养。第二天，估计宝宝需要吃奶时，先拿出来解冻，完全解冻后，放入温奶器用 40℃～ 45℃的温度温热，这样就可以倒入奶瓶中给宝宝吮吸。

除以上七点之外，还有两点注意事项：① 母乳的保存期限：冷藏可保存 3 ～ 5 天，冷冻可保存 3 ～ 6 个月。② 吃习惯妈妈奶头的宝宝可能不吃奶瓶了，所以真正开始背奶前，要先让宝宝练习吮吸奶嘴。

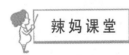 **辣妈课堂**

世界卫生组织建议：凡是有条件的哺乳期女性都应母乳喂养婴儿至 2 岁，但现代社会的快节奏及家庭分工使得女性在承担哺育后代任务

的同时，也承担着更加繁重的工作职责，许多二胎妈妈在半年产假结束后不得不选择恢复工作，成为"背奶妈妈"。那么，职场妈妈有必要背奶吗？

（1）母乳喂养很重要。一般而言女性能有至少3个月到半年的产假，婴儿在半岁以后就应该开始添加辅食补充营养，但此时维持母乳喂养依然非常有必要。一方面，此时乳汁中的营养依然非常丰富，对于婴儿的快速成长非常有利，是婴儿能量的重要来源；另一方面，母亲的乳汁是维系母婴情感交流的重要纽带，对于婴儿的情感发育大有裨益。

此外，根据临床观察，凡是采取母乳喂养的婴儿，在添加辅食的阶段都会比较顺利。母乳的味道会随着母亲饮食结构的变化而变化，间接地将自然界食物的味道传递给婴儿，相当于提前帮助婴儿了解乳汁之外的食物，可以说，母乳就是婴儿的"味道源泉"。

（2）背奶妈妈要做好给宝宝哺乳的时间安排。① 早上出门前先喂一顿奶。② 上班时利用午饭和休息时间挤奶并将奶储存起来，留着第二天给宝宝吃。③ 下班回家后，尽快亲自喂哺宝宝。但是注意一定要告诉家里人或保姆，在你下班前半小时至1小时不要喂宝宝。④ 周末或假日一定要尽量按照宝宝的需求，亲自喂宝宝。⑤ 如果发现奶量不能满足宝宝的需求时，建议适当添加配方奶粉喂哺宝宝。⑥ 妈妈要特别注意：下班回家后，尽量不要再安排工作，一定要保持轻松的心情，因为母乳分泌量和妈妈的精神因素有很大的关系。

（3）加热与喂奶的方法。① 加热母乳应用温水浸暖，但温度不能大于 60℃。② 一定不能用微波炉加热母乳，微波炉容易过渡加热，造成营养成分流失。③ 喂哺时应该根据事先标好的采奶时间，先吃最早储存的母乳，如果宝宝没有一顿喝完，剩下的母乳必须倒掉。④ 母乳放置一段时间后会出现脂肪上浮的分层现象，所以在喂哺宝宝前要先轻轻摇匀，以保证营养素分布均匀。

二胎职场妈妈的自我减压

朱迪一度认为自己患上了产后抑郁症，她总是无端地生气、发火，经常会找老公的各种不是；经常找过来帮忙带二宝的婆婆拌嘴。最要命的是，朱迪在重返职场后，已然不能适应繁重的工作所带来的压力，她整个人已经到了精神崩溃的边缘。

尽管情绪如此的不稳定，可家人们却给予了朱迪最大的宽容和忍耐，看着家人们为自己如此操心，朱迪实在是于心不忍，她下定决心一定要做好自我的情绪管理，学会自我减压。

首先，朱迪大胆地走出了家门，主动联系了自己产后疏于联系的朋友们，她把自己生二宝的艰辛向朋友们倾诉，而朋友们也会在给她做"垃圾桶"的同时询问一些育儿知识，朱迪自然是乐于分享的，每每谈论到关于孕期检查、母乳喂养等孕产常识的时候，朱迪总是异常兴奋，充满了成就感。

除了聚会减压之外，朱迪还迷上了瑜伽，她跟随瑜伽老师学习了很多关于产后修复的瑜伽体式，通过系统的瑜伽训练，朱迪的身心都得到了放松，而身材也在不知不觉中变得苗条了。

几个月后，朱迪通过自我减压，完全赶走了产后抑郁的阴霾，现在的她已经是一名阳光、开朗、自信的职场妈妈了。

二孩政策放开后，越来越多的职场女性变成了二胎妈妈，当她们重返职场后，常常感觉力不从心、压力巨大。

二胎职场妈妈的压力和二胎全职妈妈的压力的不一样之处在于二胎职场妈妈一方面要面对育儿所带来的压力，另一方面还要应对工作所给予的压力，二胎职场妈妈怎么减压，才能处理好两者的关系，从而家庭工作两不误呢？

（1）保持自己的个人空间。别以自己家庭、事业繁忙为由，就把朋友这个词从自己的日常字典里抹去了。其实在你生命的任何时间段，朋友都是你多彩生活的催化剂，也是你保持活力释放压力的良方。如果你下班一定要回家陪孩子们，那么可以安排和朋友一起午餐。二胎职场妈妈可以每月跟朋友聚会一次，节假日里给朋友打打电话问个好，或在朋友有困难时伸出援助之手。这样，在自己感到很紧张，很焦虑时，可以很容易地找到一个倾诉的对象，朋友能给予许多具体的帮助。

（2）多和家人沟通，分担责任。二胎职场妈妈最好制订一个计划，跟自己的丈夫谈谈自己的烦恼和苦闷，以及有哪些方面需要丈夫配合自己。

（3）自我意识各种压力。可以按照自己紧张、焦虑的严重程度将自己近期的压力记录下来。然后再逐一进行思考：这些压力会给我带来什么样的影响？最坏的结果是什么？当我们将这些最坏的结果一一记录下来之后，就会发现原来这些压力不过如此，这样我们就会有勇气、有信心去面对。

（4）进行自我暗示。当心情很不好时，早晨起床前、晚上睡觉前各做一次自我暗示，坚持一到两个月。先做深呼吸，然后对自己大声地说"我的心情会越变越好""我有能力做好每一件事"等。

（5）学会向家人、保姆、老公借力。

① 向家人借力。二胎职场妈妈不是铁打的，什么事都亲力亲为肯定做不到。向家人寻求帮助是必然的选择，这也是考验一个妈妈的情商水平以及协调能力的机会。以孩子为纽带，加强婆媳之间的沟通，增进感情。如果长辈确实有困难不能帮忙，也不要勉强，懂得体贴老人的心理。

② 向保姆借力。没有老人帮忙，那就多费些心思找个信得过的保姆，找到了合适的人选，请把她当作家人来对待。

③ 向老公借力。不要忘了那个与你共同孕育了一个新生命的人——老公。生了二宝之后的日子，正是考验老公责任心的时候，也是夫妻俩风雨同舟、共同学习的最佳契机。

（6）学会有效管理时间。睡前把大人、小孩次日的衣服拿出来，并准备好次日打鲜果汁的多种水果，让分秒必争的疯狂早晨归于平静。

家务分工不手痒：让先生、孩子参与家务，千万别为了省时间、怕不干净或看不下去而自己全部揽来做。

购买功能强大的厨房用品：好的烤箱和食物料理机是妈妈的好帮手，让烹调变简单且省下大量的时间。

（7）以积极的态度看待各种压力事件。例如，妈妈拖着疲惫的身体回家了，可孩子总纠缠在妈妈的左右。此时，妈妈可能会感到很烦躁，认为自己很辛苦，孩子很烦，丈夫没有家庭责任感。如果此时妈妈换一个角度，来思考这件事：这说明孩子跟我的感情很好，但我可以让丈夫先跟孩子玩，这样既满足了孩子的需要，又使孩子学会体谅大人的辛苦，真是一举两得。改变自己的思维方式后，一切都会变得轻松愉快起来。

二胎妈妈重返职场以后，老板并不会因为你当了妈妈而降低对你的要求。了解自己，做好职业规划，工作时全力工作，不要将工作带回家，放松一些，对自己好一些，避免对自己要求过高而产生焦虑。

 辣妈课堂

一些二胎职场妈妈经常做不到把工作与生活分开。在工作压力大的情况下，会出现"没有好好洗澡""睡眠时间被压缩""吃饭时间推迟"等情况，其实把压力转移到生活起居中，会令我们陷入被压力全面包围的情况，不仅容易令我们把压力转移到家人身上，也会失去减压的重要途径。

那么，面对压力该采取怎样的应对措施呢？

（1）别让工作扰乱你的睡眠。压力较大的情况下，二胎妈妈们的睡眠可能会很快出现情况，如"半途清醒""难入眠"或是"浅眠"。睡眠质量差的情况下，一觉醒来后，我们的心情不但没恢复，反而会变得更糟糕，这是因为睡眠周期被打乱了。建议妈妈们不要轻易地因为工作占用睡眠的时间。

（2）不要依赖某些食物。有些二胎妈妈们一忙起来，就会一直喝咖啡或是一直吃甜食。身体状态紊乱的情况下应该少吃含咖啡因的食物，它们不仅会扰乱你的睡眠，还会伤害你的胃。而喜爱用甜食打起精神的妈妈们，甜食的糖分可能会使的你情绪忽高忽低，加重你的焦虑感。

（3）别把工作时间无限延长。有时候二胎妈妈们没有严格告诉自己，休息时间不能轻易占用。这会导致一些妈妈出现拖延症，上班时工作节奏缓慢，把夜晚也视为工作时间，工作时间被延长。所以不要有轻易占用生活时间的观念，尽量在工作时间把工作完成。

职场压力不仅在于工作繁重，还在于职场竞争、工作得不到认可等方面的因素，这些因素有些能化为动力，而有一些则会变成我们的压力，阻碍我们工作的脚步，以至于我们仅仅做了一点工作就会疲劳不堪。而这些压力会导致妈妈们的自律神经与荷尔蒙紊乱，不仅总觉得压力大，身体也有可能被搞垮。

因此，二胎职场妈妈还要掌握应对工作中出现的各种压力的减压措施。

（1）拒绝妥协或逃避。当你累到喘不过气的时候，可能会选择妥协或逃避。但是妥协这个行为在工作上其实并不能让你更轻松。对工作的妥协不仅会给别人添麻烦，也会给自己添麻烦。反复被纠正工作，只会让你越来越疲劳。直面工作压力，能帮助你尽快解决问题，避免被拖垮。

（2）寻找工作的乐趣。只把工作当成赚钱工具，容易使人对工作产生不满。我们应试着寻找工作的乐趣，在兴奋的工作状态下，我们的大脑会分泌多巴胺，让我们的心情变好。

（3）远离受抱怨的人，逃离令你焦躁的现场。跟那些喜欢抱怨的人，或是爱咒骂的人共处一室，容易使你的压力久久挥之不去。无论是工作中还是生活中，记得远离这类人，不要总跟他们待在一起。

251